DIABETES
SU CONTROL

POR MEDIO DE UNA DIETA, YOGA Y EJERCICIOS,
CURAS NATURALES, ACUPRESIÓN,
AYURVEDA Y ALOPATÍA

DIABETES
SU CONTROL

POR MEDIO DE UNA DIETA, YOGA Y EJERCICIOS,
CURAS NATURALES, ACUPRESIÓN,
AYURVEDA Y ALOPATÍA

Dr. A.K. Sethi

Grupo Editorial Tomo, S. A. de C. V.
Nicolás San Juan 1043
03100 México, D. F.

1a. edición, septiembre 2010.

Nicolás San Juan 1043, Col. Del Valle. 03100, México, D.F.
Tels. 5575-6615 • 5575-8701 y 5575-0186
Fax. 5575-6695
http://www.grupotomo.com.mx
ISBN-13: 978-607-415-218-0
Miembro de la Cámara Nacional
de la Industria Editorial No. 2961

Traducción: Lorena Hidalgo Zebadúa
Diseño de portada: Karla Silva
Formación tipográfica: Francisco Miguel M.
Supervisor de producción: Leonardo Figueroa

Impreso en México - *Printed in Mexico*

Prólogo

La diabetes es una temida enfermedad que ha acechado a la humanidad desde tiempos inmemoriables. En la India, por ejemplo, existen alrededor de 35 millones de personas que padecen esta enfermedad, lo cual representa aproximadamente el 25% del total de los enfermos de diabetes en el mundo. La mayoría de estos individuos, el 90%, padece diabetes tipo 2, que por lo general se detecta por casualidad o en un estado avanzado. La Organización Mundial de la Salud (OMS) estima que, para 2025, la población mundial de diabéticos alcanzará los 300 millones (actualmente hay 150 millones).

La mayoría de las personas tiene la falsa idea de que la diabetes es provocada por la ingesta excesiva de "alimentos dulces" y que se "cura" si deja de consumirlos. De hecho, la diabetes es una enfermedad que puede controlarse, pero rara vez puede curarse por medio de la medicina moderna. Se ha observado que muchos pacientes diabéticos mejoran dramáticamente cuando combinan *ayurveda*, naturopatía, yoga, magnetoterapia, acupresión, terapia de color, terapia musical y *feng shui* junto con la medicina alópata.

Con el fin de proporcionar toda esta información a las personas comunes, me atreví a escribir este libro, espero que sea muy útil para los lectores y que lo disfruten.

Reconocimientos

Para empezar debo agradecer a Shri Ram Avtar Gupta, el Director Ejecutivo de Pustak Mahal, quien me dio la oportunidad de escribir este libro, dirigido a las personas comunes, sobre una enfermedad frecuente en todo el mundo. Agradezco a los pacientes que fueron a nuestra clínica para el tratamiento de la diabetes y que se beneficiaron con los métodos alternativos de tratamientos que les proporcionamos. Estoy en deuda con Shri R.L. Jaggi, antiguo Director de Contabilidad de Northern Railways, que practica exitosamente la cromoterapia y me proporcionó una gran cantidad de literatura sobre los diferentes sistemas de la medicina alternativa. Gracias al Dr. Swami Ananta Bharati, Director y Fundador del Instituto de Yoga Swami Keshwananda, por guiarme y enseñarme el arte del yoga, *pranayama* y meditación; a Shri N.S. Dabas, un eminente astrólogo, y a Vastu Shastri, ferviente creyente, seguidor y practicante de la magnetoterapia, por haberme ayudado en dichos temas. A la Dra. Ruma Banerjee, fisioterapeuta practicante y naturópata que me ha guiado en su campo de aplicación.

A mi esposa, la Dra. Sunanda Sethi, *ayurvedacharya* y máster en *reiki* tradicional, por ser una fuente de inspiración. Agradezco a mis hijos Rupal y Mitali, sin cuya cooperación no habría podido terminar este libro.

Dr. A.K. Sethi

Contenido

1

¿Qué es la diabetes?

La diabetes o diabetes mellitus es una enfermedad en la que el paciente elimina una cantidad excesiva de orina. La palabra diabetes se deriva de las palabras griegas *dia*, que significa "a través" y *betes*, que significa "correr". *Mellitus* es otra palabra griega que significa "dulce". En esta enfermedad, el paciente elimina grandes cantidades de orina que contiene una sustancia dulce llamada glucosa. Se debe a la falta de producción de una hormona llamada insulina en el páncreas o a la acción deficiente de la insulina.

Estructura y función del páncreas

El páncreas es una estructura importante, ubicada en el abdomen, y desempeña un papel fundamental en la causalidad de la diabetes mellitus. El páncreas es una glándula suave y plana que mide de

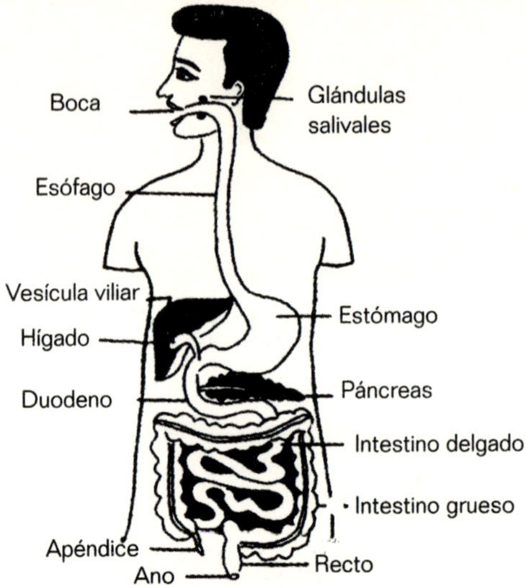

Fig. 1.1:

El páncreas y órganos vecinos

15 a 20 cm de largo, de 3 a 5 cm de ancho, de 2 a 4 cm de grosor y pesa entre 80 y 90 gr. Se localiza en la parte posterior de la cavidad abdominal, justo detrás del estómago. El páncreas está compuesto por tres partes: la cabeza, el cuerpo y la cola.

La cabeza se encuentra encerrada en una estructura cóncava con forma de C, el duodeno que se ubica entre la parte inferior del estómago y la parte superior del intestino delgado. La cola termina en un órgano firme, el bazo, que se encuentra en la parte superior izquierda de la cavidad abdominal. Se llama cuerpo a la porción que está entre la cabeza y la cola.

Funcionalmente, el páncreas se compone de dos partes:

La parte digestiva

Aproximadamente el 99% del páncreas consiste en la parte digestiva. Comprende una gran cantidad de células productoras de las enzimas digestivas que son importantes para la digestión de las proteínas, los carbohidratos y las grasas contenidos en los alimentos que consumimos.

La parte hormonal

Alrededor del 1-2% del peso del páncreas constituye la parte hormonal. Una hormona es una sustancia química producida por un órgano o glándula y que es enviada, por medio de la sangre, a otra parte del cuerpo, donde aumenta la actividad funcional de dicha parte. La parte hormonal del páncreas consiste en grandes estructuras de células llamadas islotes de Langerhans, llamadas así por Paul Langerhans, que las descubrió en 1869. En el páncreas existen alrededor de dos millones de islotes que están formados por cuatro tipos de células:

Las células A o *alfa* producen la hormona glucagón.

Las células B o *beta* producen la hormona insulina.

Las células D o *delta* producen la hormona somatostatina.

Las células F producen el polipéptido pancreático.

La insulina es la hormona más importante y su deficiencia es la causa de la enfermedad conocida como diabetes mellitus.

Causas principales de la diabetes

La diabetes se debe a dos causas principales:

1. La producción reducida de insulina.
2. La efectividad/eficacia reducida de insulina.

Concepto *ayurvédico* de la diabetes

Con el fin de entender el concepto *ayurvédico* de la diabetes, primero debemos comprender los tres elementos corporales, los cuales son responsables de mantener el cuerpo viviente en su estado normal.

Los tres elementos son:

1. *Dosha*
2. *Dhatu*
3. *Mala*

Cualquier desequilibrio en estos tres elementos provoca enfermedades o problemas de salud.

Los *Doshas* gobiernan las funciones físicas y químicas del cuerpo.

Existen tres tipos:

1. *Vata*
2. *Pitta*
3. *Kapha*

1. *Vata* es responsable de los movimientos activos de los diferentes órganos y partes de nuestro cuerpo.

Existen cinco tipos de *vata*:

- *Prana*, se refiere a las funciones del cerebro y del sistema nervioso, por ejemplo, el sentido del olfato, del gusto, del tacto, del oído y de la vista; movimientos de los miembros superiores e inferiores, del recto, de los órganos sexuales y de la respiración.
- *Udana*, se refiere a los movimientos del pecho, del diafragma y de la laringe. Controla los movimientos de exhalación, estornudos y habla.
- *Samana*, se refiere a los movimientos del intestino junto con la digestión y la absorción de las sustancias de los alimentos.
- *Apana*, se refiere a los movimientos de la vesícula, del recto, del útero y es importante para la eliminación de orina, de excremento, de fluidos menstruales, de semen y del feto (parto).
- *Vyana*, es responsable de todos los movimientos musculares, tanto voluntarios como invo-

luntarios. Es responsable también de los movimientos del corazón, por ejemplo, de los vasos sanguíneos, de las glándulas linfáticas (el líquido presente en diferentes partes del cuerpo) y de las glándulas que producen hormonas.

Las enfermedades provocadas por el desequilibrio de los *vata* son las siguientes:

- Asma.
- Epilepsia (ataques) y otros desórdenes mentales.
- Urticaria (enfermedad de la piel).
- Fiebre viral (debida a cambios de temperatura).
- Anemia (falta de hierro en la sangre).
- Obesidad (exceso de peso).
- Diabetes.
- Diarrea o estreñimiento.
- Reducción de las funciones de las glándulas tiroides y suprarrenales.

2. *Pitta* es responsable de las reacciones químicas que suceden en nuestro cuerpo. Existen cinco tipos:

- *Pachaka*, se debe a las enzimas digestivas y a otros químicos del cuerpo, controla la digestión y la absorción de las sustancias de los alimentos.
- *Ranjaka*, es responsable de la producción de hemoglobina (el pigmento de la sangre que contiene hierro).

- *Alochaka*, es responsable de la actividad bioquímica del ojo, el cual es responsable de la percepción de la visión.
- *Sadaka*, es responsable de las funciones normales del cerebro.
- *Brajaka*, es responsable de eliminar los productos de deshecho en forma de sudor y de aumentar el brillo natural de la piel.

Las enfermedades causadas por los desórdenes del *pitta* son las siguientes:

- Fiebre tóxica.
- Hiperacidez (gastritis).
- Vómito.
- Diarrea.
- Ictericia.
- Anemia (debida a la destrucción de los glóbulos de la sangre).
- Bronquitis.
- Enfermedades de la piel asociadas a la formación de pus.
- Todas las infecciones ocasionadas por toxinas, bacterias, virus, etcétera.

3. *Kapha*, se refiere a la promoción del crecimiento ocasionado por los diferentes tipos de secreciones del cuerpo y de los órganos. Existen cinco tipos:

- *Kledaka*, se refiere a las secreciones de la boca, del estómago y de los intestinos, que disuelven la comida y destruyen las bacterias.

- *Avalambika*, se refiere a las secreciones del tracto respiratorio desde la nariz hasta los pulmones, facilita el paso del aire y expulsa sustancias extrañas.
- *Bodhaka*, es la secreción acuosa de las glándulas que rodean las papilas gustativas de la lengua, las cuales permiten percibir el sabor.
- *Tarpaka*, se refiere al fluido cerebroespinal, que es una secreción que rodea al cerebro y a la médula espinal. Proporciona nutrición al cerebro y lo protege de las sustancias tóxicas.
- *Shleshaka*, es el fluido que se encuentra en los espacios de los huesos y las articulaciones y se llama líquido sinovial, el cual facilita los movimientos de los huesos y las articulaciones. El fluido acuoso que rodea y protege al corazón y a los pulmones también se llama *shleshaka kapha*.

Las enfermedades causadas por los desórdenes en el *kapha* son las siguientes:

- Resfriado común.
- Infección de los pulmones y de otras partes del sistema respiratorio.
- Diarrea ocasionada por infecciones.
- Ictericia.
- Eccema, granos y otras infecciones de la piel.
- Artritis (dolor en las articulaciones).

- Enfermedad reumática del corazón.
- Hinchazón e infección de los riñones (glomerulonefritis).
- Peritonitis (hinchazón de la cavidad abdominal).
- Encefalitis, meningitis y otras infecciones del cerebro.
- Tumores benignos en diferentes partes del cuerpo.

El *dhatu* es la sustancia responsable de la formación de la estructura básica del cuerpo. Existen siete tipos de *dhatus*, como la linfa, la sangre, el tejido muscular, el tejido graso, la médula ósea, el esperma o el óvulo.

Los *malas* son productos de desecho de varios *dhatus* producidos durante el curso de los cambios metabólicos en el cuerpo. Algunos ejemplos de *malas* son el sudor, la orina, el excremento, los gases, la bilis, la cerilla, el fluido nasal, las secreciones mucosas, etcétera.

De esta manera, las enfermedades son desequilibrios de los *doshas*, *dhatus* y *malas*.

La diabetes es un tipo de desorden del tracto urinario en el que los pacientes eliminan una cantidad excesiva de orina turbia (*pramehas*).

Existen veinte tipos de *pramehas* y se clasifican según los *doshas* en tres tipos principales:

Vataja pramehas – que son cuatro.

Pittaja pramehas – que son de seis tipos.

Kaphaja pramehas – que son de diez tipos.

La diabetes (*Madhumeha*) es un tipo de *vataja prameha*.

♦●♦

2

Tipos de diabetes

La diabetes mellitus se divide en dos tipos diferentes, dependiendo de la causa de la enfermedad y de la situación en la que se desarrolle. Cada tipo es claramente distinto del otro en virtud de la causa de la enfermedad, de cómo se presente, de sus complicaciones, de su diagnóstico y de su tratamiento. A continuación se detallan los tipos de diabetes mellitus.

Diabetes dependiente de insulina o diabetes tipo 1

Es común que este tipo de diabetes se presente durante la niñez temprana o durante la adolescencia, razón por la cual también se conoce como diabetes juvenil. También puede presentarse en individuos de mediana edad y gente mayor. En esta enfermedad, el páncreas produce muy poca cantidad de insulina, o no la produce, y el paciente depende de una fuente artificial de insulina. Esta condición se desarrolla de repente y progresa rápidamente. Para cuando es diagnosticada pueden haberse desarrollado muchas complicaciones en el cuerpo del paciente. Por lo general no está presente en otros miembros de la familia; las personas que desarrollan esta enfermedad no suelen ser obesas, llevan un régimen alimenticio normal y su estilo de vida es activo. Estos individuos sólo responden a las inyecciones de insulina y, si no se trata adecuadamente, presentan complicaciones y algunas veces el desenlace es mortal. Esta enfermedad es más común en Europa y en América, afecta a 1 de cada 500 niños y a 1 de cada 200 adolescentes.

Diabetes no dependiente de insulina o diabetes tipo 2

Este tipo de diabetes se presenta en adultos de mediana edad y en personas mayores. Es más común que el tipo 1. Se desarrolla lenta y gradualmente y puede pasar inadvertida durante años. Por lo general se detecta cuando la persona se somete a un chequeo médico antes de incorporarse a una compañía o en pruebas preoperatorias. Estos individuos son obesos o están pasados de peso, son comedores voraces y su estilo de vida es sedentario.

Generalmente, otros miembros de su familia, en especial padres, abuelos, tíos o hermanos, padecen la misma enfermedad. Esta condición no es tan seria como el tipo 1, presenta menos complicaciones y los pacientes responden a las medicinas orales, a la restricción dietética y al ejercicio. Las principales diferencias entre ambos tipos de diabetes son las siguientes:

Diferencias entre la diabetes tipo 1 y tipo 2

Característica	Diabetes tipo 1	Diabetes tipo 2
1. Rango de edad	Por lo general se presenta durante la infancia y la adolescencia	Se presenta en individuos de mediana edad o mayores
2. Cómo se detecta	Por lo general se detecta sólo cuando se desarrollan complicaciones	Se detecta durante exámenes médicos oficiales o en pruebas preoperatorias
3. Progreso de la enfermedad	Se desarrolla repentina y rápidamente	Se desarrolla gradualmente y progresa de manera lenta
4. Frecuencia	Menos común	Más común
5. Peso corporal	Generalmente es normal	Sobrepeso
6. Hábitos alimenticios	No contribuyen	Comedores voraces
7. Estilo de vida	Activo o sedentario	Sedentario
8. Historial familiar	Familiares no afectados	Miembros de la familia generalmente afectados

9. Tratamiento	Inyecciones de insulina necesarias	Por lo general, se controla con medicinas orales
10. Complicaciones	Se desarrolla a edad temprana	Se desarrolla en la edad adulta

Diabetes ocasionada por enfermedades del páncreas

Puesto que la causa principal de la diabetes es la producción de insulina en el páncreas, cualquier enfermedad que lo afecte provoca diabetes de manera indirecta. Los desórdenes o enfermedades más comunes del páncreas son los siguientes:

a) Cualquier infección del páncreas.
b) Tumores relacionados al páncreas.
c) Obstrucciones entre el páncreas y cualquier otro órgano debido a piedras, químicos tóxicos, etcétera.
d) Extirpación del páncreas por operación.

La enfermedad puede desarrollarse a cualquier edad sin importar el peso del individuo, sus hábitos alimenticios, estilo de vida e historial familiar. Por lo general necesitan inyecciones de insulina para el tratamiento, aunque algunas personas sólo responden a medicinas orales.

Diabetes ocasionada por desnutrición

En los países en vías de desarrollo, muchos adolescentes y adultos presentan un tipo de diabetes provocada por una desnutrición severa. Por lo general, estas personas fueron privadas de ciertos alimentos, en especial de los que son ricos en proteínas, a temprana edad, y por consiguiente están desnutridas, muy delgadas y tienen una producción muy baja de la hormona llamada insulina.

Debido a la falta de alimentos, la insulina que se produce no es útil puesto que no recibe los productos alimenticios suficientes sobre los cuales actuar; así, estas personas desarrollan diabetes poco a poco, y normalmente responden sólo a fuentes artificiales de insulina.

Diabetes ocasionada por otras hormonas

Algunas personas presentan diabetes debido a una producción excesiva de ciertas hormonas que interfieren con la acción normal de la insulina, como la hormona del crecimiento, la tiroides o la glucagón (del páncreas). Por esta interferencia, la insulina no logra desarrollar sus actividades normales sobre los productos alimenticios, lo cual provoca que los pacientes presenten altos niveles de azúcar en la sangre y, por lo tanto, diabetes. Las características de dichos pacientes son variables y también su tratamiento.

Diabetes ocasionada por medicinas y tóxicos químicos

Ciertas medicinas y algunas sustancias de alimentos tóxicos y rodenticidas son capaces de destruir las células pancreáticas que producen la insulina; esto provoca diabetes.

Diabetes ocasionada por enfermedades del hígado

Ciertas infecciones, obstrucciones y otros desórdenes metabólicos relacionados al hígado también provocan diabetes.

Diabetes durante el embarazo

Se ha observado que algunas mujeres desarrollan diabetes durante el embarazo.

A continuación se presentan los diferentes tipos de diabetes de acuerdo al sistema ayurvédico de medicina.

Tipos de diabetes según el *ayurveda*

La diabetes se clasifica de dos maneras:

- Con base en el tipo de *doshas*. (Ver capítulo 1)
- Con base en la herencia.

Con base en los *doshas*	**Con base en la herencia**
1. Tipo *vataja*	1. Heredada
2. Tipo *kaphaja*	2. No heredada
3. Tipo *pittaja*	a) Debido al sobrepeso
	b) Debido al bajo peso

El concepto *ayurvédico* de la diabetes se basa en el desequilibrio de los tres *doshas*, es decir, *vata*, *pitta* y *kapha*. Cuando el *vata dosha* es predominante, recibe el nombre de *vataja* y lo mismo ocurre con el *pittaja* y el *kaphaja*. Con base en la teoría de la herencia, la enfermedad puede ser heredada cuando hay diabetes en uno de los parientes consanguíneos y no importa el peso del paciente. Existen dos subtipos en el tipo no heredado: el primero se presenta en personas con sobrepeso que son comedores voraces y que tienen un estilo de vida sedentario; el segundo subtipo se presenta en personas con bajo peso y desnutridas debido a una ingesta pobre de alimentos o a enfermedades crónicas como la tuberculosis.

♦●♦

3

¿Qué provoca la diabetes?

La diabetes es una enfermedad causada por múltiples factores relacionados con el individuo y con su medio ambiente e involucra varios sistemas del cuerpo. Por ello es una enfermedad multifactorial y multisistema.

Los diferentes factores que contribuyen al desarrollo de esta enfermedad son los siguientes:

Edad

Aunque la diabetes puede presentarse a cualquier edad sin importar el tipo, la mayoría de los casos ocurren en personas de mediana edad y mayores. La diabetes dependiente de insulina (Tipo 1) y la diabetes ocasionada por desnutrición se presentan en grupos de personas más jóvenes. En este último grupo son más comunes las complicaciones, el tratamiento es más difícil y algunas veces el resultado es mortal. Algunos investigadores han declarado que la edad es un factor importante para la diabetes y también contribuyen factores de envejecimiento del páncreas.

Sexo

Esta enfermedad se presenta en ambos sexos aunque en algunos países hay más varones diabéticos, mientras que en otros, las mujeres diabéticas son la mayoría. Esta disparidad puede deberse a la falta de información sobre esta enfermedad en los hospitales puesto que los médicos privados atienden a muchos pacientes.

Dieta y nutrición

En personas obesas, la diabetes tipo 2 era común debido a la resistencia y, por lo tanto, padecían diabetes tipo 1 o diabetes mellitus dependiente de insulina. Más tarde, los estudios demostraron que la diabetes puede presentarse independientemente del estado nutricional. Se ha demostrado que los niños que consumieron leche de vaca en las primeras etapas de la infancia pueden desarrollar diabetes tipo 1; ello se debe a la presencia del "suero albumina bovina" (BSA, por sus siglas en inglés), una sustancia que puede afectar la producción de las células de insulina en el páncreas. El exceso de carbohidratos, en especial los azúcares refinados, puede contribuir de manera indirecta a la diabetes tipo 2 pues ocasiona obesidad.

Estilo de vida

El estilo de vida sedentario o urbanizado de los individuos puede ser un factor de riesgo que contribuya al desarrollo de la diabetes:

Estilo de vida sedentario

La gente que tiene una actividad física mínima o un estilo de vida sedentario es propensa a desarrollar diabetes no dependiente de insulina. La falta de ejercicio altera la acción de la insulina y sus receptores.

Estilo de vida urbanizado

Las evaluaciones estadísticas sobre la presencia de diabetes en países desarrollados frente a los países en vías de desarrollo y en poblaciones rurales frente a poblaciones urbanas han arrojado resultados interesantes. La gente que emigra de un país en vías de desarrollo a uno desarrollado, o de un área rural a una urbana, presenta un aumento en el predominio de la taza de diabetes.

Así pues, un estilo de vida urbanizado u occidentalizado promueve el desarrollo de diabetes.

Infecciones

Las infecciones bacteriales y virales pueden precipitar el desarrollo de diabetes en individuos susceptibles. Las infecciones del páncreas pueden producir una serie de eventos que resulten en la destrucción de las células beta del páncreas, que son las productoras de insulina.

Medicinas y sustancias tóxicas

Se ha descubierto que ciertos medicamentos, como las hormonas esteroides, y algunas sustancias que aumentan la excreción de orina (diuréticos), provocan diabetes. Se realizaron estudios de sustancias tóxicas, como alloxan, estreptozotocina y el veneno para ratas, en animales y produjeron diabetes. Algunos alimentos, como la yuca o ciertos tipos de frijol, cuando se consumen en grandes cantidades, pueden ocasionar efectos tóxicos sobre las células productoras de insulina debido a que tienen un alto contenido de cianuro.

El alcohol consumido en grandes cantidades, durante un periodo largo, es tóxico para el hígado y el páncreas y puede provocar obesidad.

Factores de estrés

Cualquier tipo de estrés puede provocar diabetes en individuos susceptibles. El estrés puede ser por una cirugía, infecciones, heridas, embarazo o tensión mental por diferentes razones.

Herencia

La importancia de la herencia en la diabetes se considera de las siguientes maneras:

- La diabetes, en especial la de tipo 1, es más común en los padres y en parientes consanguíneos de las personas diabéticas que en la población en general.
- Cuando algunos marcadores, como el antígeno leucocito humano (HLA, por sus siglas en inglés), están presentes en los individuos, señalan la presencia de diabetes, en especial de tipo 1.
- Muchas personas que tienen diabetes, en especial de tipo 2, también padecen otros problemas relacionados como obesidad, hipertensión y altos niveles de grasa en la sangre.
- Ciertos individuos tienen un mecanismo defectuoso que elimina a las células beta por medio de un proceso de autodestrucción.

Causas de diabetes según el *ayurveda*

Según los doshas

Todo desequilibrio de la cantidad de *doshas* en el cuerpo origina diabetes. Si el *vata dosha* aumenta y los otros disminuyen, el tipo de diabetes es conocida como *vataja madhumeha*.

De igual manera en los casos de aumento del *pitta* y del *kapha*, los tipos de diabetes reciben el nombre de *pittaja* y *kaphaja*, respectivamente.

Factores alimenticios

El sistema de medicina *ayurveda* sostiene que la causa de una enfermedad en particular se debe a la ingesta de ciertos alimentos. También en el caso de la diabetes, los *ayurvedachayras* relacionan la ingesta exagerada de alimentos ricos en carbohidratos y grasas con el origen de dicha enfermedad.

La gente que ingiere grandes cantidades de alimentos como leche y sus derivados, miel, azúcar, arroz, cereales, carne, pescado, huevos, aceites, tés, café, refrescos con gas y helados son más susceptibles de desarrollar diabetes.

Estilo de vida

Estilo de vida sedentario: La gente que realiza más actividades intelectuales que físicas, como políticos, ejecutivos de tiendas, directores, terratenientes, profesores, doctores y abogados, tiene una gran tendencia a presentar diabetes. Por el contrario, trabajadores, farmacéuticos, policías, soldados, etcétera, cuyo trabajo implica más actividad física, tienen menos tendencia a desarrollar dicha enfermedad.

Estilo de vida urbano/occidental: Debido a la rápida urbanización y a las influencias occidentales, mucha gente ambiciosa, con un estilo de vida lujoso, tiende a consumir alimentos irregulares y de alto contenido calórico que provocan un pobre movimiento de los intestinos y la vejiga.

Estas personas tienen mayor tendencia a presentar diabetes.

Falta de ejercicio

La ingesta excesiva de carbohidratos y grasas junto con la falta de ejercicio y la apatía dan como resultado un aumento de peso corporal, lo cual predispone a la diabetes.

Estado nutricional

La desnutrición, así como la obesidad, son factores de riesgo para la diabetes.

Factores sicológicos

El estrés mental, la ansiedad, la depresión y otras enfermedades sicológicas pueden dar paso a la diabetes.

Herencia

La diabetes puede ser heredada de los padres, abuelos y otros parientes consanguíneos.

Otros factores

El exceso de actividad sexual, las enfermedades crónicas, como la tuberculosis, hemorroides, enfermedades venéreas, etcétera, también dan lugar a la diabetes.

♦●♦

4

Signos y síntomas de la diabetes

Las características (signos y síntomas) de la diabetes son variables y dependen de los siguientes factores:

- Tipo de diabetes.
- Etapa de la diabetes.
- Si se presenta repentina o gradualmente.
- Edad del paciente.
- Presencia o ausencia de complicaciones de la enfermedad.

Los pacientes con diabetes sin complicaciones pueden acudir al doctor con uno o más de los siguientes síntomas:

- Eliminación de grandes cantidades de orina de color diluido y pálido.
- Eliminación de orina por las noches, incluso sin haber ingerido grandes cantidades de líquidos.

- La orina puede contener "azúcar" (glucosa), la cual no está presente en otros individuos.
- Sed intensa y exagerada, que lleva a beber grandes cantidades de agua y líquidos, sin importar las condiciones del clima.
- Desarrollo repentino de un apetito voraz.
- Sensación de "debilidad" y de cansancio con poco esfuerzo.
- Pérdida de peso, en lugar de aumento, a pesar del apetito voraz.
- Manchas blancas en la ropa que no se quitan fácilmente.
- Comezón y enrojecimiento alrededor de los genitales.
- Disminución de la visión con cambios frecuentes de anteojos debido a la miopía.
- Lenta curación de heridas en comparación a la gente sana.
- Sensación de hormigueo e insensibilidad en manos y pies.
- Dolor en las extremidades inferiores, en especial en los músculos de las pantorrillas, que no se alivia con analgésicos comunes.
- Constantes infecciones de la piel, del tracto respiratorio o del tracto urinario.
- Impotencia.

♦●♦

5

Complicaciones de la diabetes

No es suficiente entender las características de la diabetes; es necesario conocer las complicaciones que provoca, cómo se presentan y su tratamiento. La diabetes tipo 1 siempre anuncia su llegada junto con otras alteraciones. A la larga, la diabetes tipo 2 también da lugar a complicaciones.

Cuando el doctor diagnostica diabetes, esa persona recibe un golpe bajo. Quizá piense "¿y por qué tuvo que pasarme justo a mí?". Mucha gente cae en un estado de depresión, con tristeza y trastornos del sueño, del apetito y de la concentración. Por ello, la diabetes es una temida enfermedad, una fobia y una maldición para muchos.

¿Por qué es una enfermedad temida?

- Tiene muy pocos síntomas que adviertan su presencia antes de ser detectada.
- Las medicinas modernas sólo pueden controlarla, no curarla.
- Si no se le da tratamiento puede desencadenar muchas complicaciones.
- Un diabético se siente inseguro socialmente debido a sus restricciones dietéticas, comidas y medicamentos.
- Un diabético no es capaz de llevar a cabo actividades estresantes en comparación a quienes no son diabéticos.

Las complicaciones implican muchos sistemas y órganos y se presentan por varias razones: según el tipo de enfermedad, la etapa en que es detectada, el órgano involucrado y el grado de control de la glucosa.

¿Cuándo se presentan las complicaciones?

- Cuando la persona padece diabetes tipo 1 especialmente.
- Cuando no se comienza el tratamiento.
- Cuando la dosis de medicinas o inyecciones es menor o mayor a lo que se requiere.

- Cuando el tratamiento no se toma regularmente.
- Cuando el paciente no está respondiendo al tratamiento.
- Cuando no se realizan pruebas de glucosa u otras pruebas de detección.
- Cuando se padece la enfermedad durante un largo periodo, en especial la del tipo 1.

Las complicaciones que se asocian más comúnmente a la diabetes son las siguientes:

Hipoglucemia o baja concentración de glucosa, cetoacidosis, cardiopatías, desórdenes renales, complicaciones oculares, complicaciones nerviosas, infecciones, gangrena del pie y desórdenes del sistema digestivo.

Hipoglucemia o baja concentración de glucosa

La hipoglucemia es el descenso de azúcar en la sangre a niveles de 50-60mg/100ml o menores. Puede ser moderada y autolimitante en pacientes que padecen diabetes tipo 2 que toman medicina oral. En contraste puede presentarse como una emergencia grave en pacientes con diabetes tipo 1 que necesitan inyecciones de insulina.

A continuación se listan las causas de los niveles bajos de azúcar en la sangre en pacientes diabéticos:

- Altas dosis de inyecciones o tabletas de insulina.
- Error al calcular la dosis.
- Comenzar con una dosis mayor en la primera etapa de la enfermedad.
- Mejoras en el control de diabetes.
- Requerimientos reducidos después de un periodo de estrés, después de una infección o de un parto.
- Cuando no se ingieren alimentos inmediatamente después de las inyecciones o cuando se omiten por completo.
- Después de realizar ejercicio pesado.
- En presencia de enfermedades gástricas, del hígado o de los riñones.
- Si se toman ciertos analgésicos junto con medicinas orales (tabletas).
- En hijos de madres diabéticas.

Características de un bajo nivel de azúcar en la sangre

Las características de un bajo nivel de azúcar en la sangre varían de paciente a paciente, los adultos experimentan los síntomas antes que los niños. Las diferentes características de la glucosa baja son las siguientes: aumento de apetito, sensación de vómito, sudoración, sensación de debilidad, hormigueo e insensibilidad en labios y dedos, temblores, palpitaciones en el corazón, dolor de cabeza, visión borrosa o doble, aumento de bostezos, espasmos musculares, comportamiento irritable, triste, confundido o agresivo, y si no se controla o es muy severo, se presentan mareos, ataques o pérdida de la conciencia.

Diagnóstico

- Esta complicación puede diagnosticarse con una simple evaluación de sangre, en la que se revela que el nivel de glucosa está por debajo de los 50mg/100ml. Si se aplica un tratamiento antes de tomar la muestra de sangre, el nivel de glucosa será normal.
- Las características de la enfermedad y su desaparición inmediata después del tratamiento también resuelven el diagnóstico.
- La orina nunca contiene azúcar durante esta complicación.

Tratamiento

Una vez que se sospecha su existencia, el paciente debe consumir de inmediato alimentos que contengan carbohidratos y repetir una vez que se tenga el reporte del nivel de azúcar. Puede administrarse cualquiera de las siguientes sustancias: un cubito de azúcar, 10-20mg de glucosa en polvo, glucón C, glucón D, dextrosa, etcétera; fruta, pan, galletas o glucosa en forma líquida (por goteo intravenoso) en la sangre, dependiendo de la gravedad de la situación.

- En casos complicados con ataques, estado de coma, comportamiento anormal, es esencial la hospitalización.

Prevención

- Los pacientes y sus parientes o cuidadores deben aprender a identificar los síntomas de los bajos niveles de glucosa y a actuar en consecuencia.
- Deben reportar a sus doctores sobre dichos episodios y pedir opinión sobre cambios en la dosis o sobre la toma de las medicinas.

Los pacientes deben aplicarse sus inyecciones de insulina o tomarse sus pastillas unos cuantos minutos antes o durante la comida.

Si no se realiza la ingesta de alimentos o se retrasa durante un largo periodo, definitivamente se presentará un descenso en el nivel de glucosa.

- Nunca se deben tomar las medicinas junto con bebidas alcohólicas.
- Si se realiza ejercicio extenuante se debe tomar un alimento con alto contenido de carbohidratos.
- Todos los pacientes deben portar consigo una tarjeta de identidad, emitida por su doctor,

donde esté registrado su nombre, dirección, teléfono, el nombre y la dirección del doctor. Por lo general, dichas tarjetas incluyen el siguiente texto:

Soy una persona diabética.

Si estoy mareado o mi comportamiento es fuera de lo normal favor de darme azúcar o alguna bebida dulce.

Si estoy inconsciente favor de llevarme al hospital o al doctor.

Además del texto anterior, la tarjeta también debe indicar el nombre de las medicinas y las dosis prescritas por el médico.

La tarjeta de identificación puede salvar la vida de una persona en caso de emergencia. Es más, muchos pacientes que han presentado un comportamiento fuera de lo normal han sido arrestados con cargos por intoxicación alcohólica o desórdenes diversos. Un estado prolongado de bajos niveles de glucosa puede ocasionar daño permanente al cerebro.

Cetoacidosis

En la diabetes no controlada provocada por la insuficiencia de insulina, se da un aumento en la descomposición de la grasa, lo cual conduce a la formación de cuerpos cetónicos en grandes cantidades, que están presentes en la sangre y en la orina.

Estos altos niveles también llevan a un aumento de la acidez de la sangre y de los tejidos; de ahí el término cetoacidosis.

Antes del descubrimiento de la insulina, más del 50% de los pacientes diabéticos moría debido a la cetoacidosis. Ahora menos del 20% de los diabéticos muere por esta situación. La causa de muerte más común es la ignorancia por parte de los pacientes e incluso de los doctores, al no considerar las señales de complicaciones que surgen a partir de una enfermedad no controlada.

La cetoacidosis es un poco más común en personas jóvenes, en especial en mujeres delgadas. También es menos común en India, África, Japón y las Antillas quizá debido a que en esos países se consumen alimentos bajos en grasa y ricos en carbohidratos.

Las causas o factores que la provocan, que llevan a esta complicación, son los siguientes:

El paciente omite o reduce la dosis de insulina por:

- Ignorancia de las consecuencias.
- No hay un doctor que le inyecte la dosis.
- Ayuno religioso o similar.
- No tiene qué comer.
- Por infecciones de la garganta, de los pulmones, de la piel, del sistema urinario, etcétera.
- Vómito o diarrea ocasionados por la dieta u otros factores.

- Inyección de insulina inadecuada o con la dosis equivocada.
- Como el primer síntoma en pacientes recién diagnosticados con diabetes tipo 1.
- En situaciones estresantes como embarazo, heridas, durante cirugía, etcétera.

Características de la enfermedad

En la primera etapa de la enfermedad existen muy pocas señales que adviertan esta condición. En la mayoría de los casos, esta enfermedad se desarrolla de manera gradual, excepto en el caso de los niños. Las características comunes de la ceotacidosis son: sed intensa, aumento en la cantidad de orina eliminada, vómito, dolor de cabeza, pérdida de apetito, agitación, debilidad, dolor abdominal (cólicos), estreñimiento, mareo y en etapa muy avanzada respiración agitada, aliento ácido (olor a fruta podrida), piel húmeda y viscosa, lengua seca, pulso acelerado y débil y, por último, estado de coma.

Diagnóstico

Además de las características anteriores, algunas pruebas de laboratorio confirman el diagnóstico. Las pruebas son las siguientes:

- Los niveles de glucosa son muy altos, alrededor de 800mg/100ml o mayores.
- La orina contiene azúcar y cuerpos cetónicos.

- La sangre es ácida y tiene pocos valores de bicarbonato.

Tratamiento

El paciente debe ser trasladado urgentemente al hospital. Quizá necesite lo siguiente:

- Inyecciones de insulina.
- Reemplazo intravenoso (por goteo) de agua y electrolitos para compensar la pérdida de líquido y la acidez.
- Inyección de antibióticos para controlar la infección.

Prevención

- Toma regular y a su hora de medicamentos e insulina.
- En caso de condiciones estresantes e infecciones, debe aumentarse la dosis después de consultarlo con el doctor.
- Si se presentan síntomas inusuales, avisar al médico de inmediato.
- Reposo en cama.
- Beber muchos líquidos para evitar insuficiencia o deficiencia de agua y sales.
- Si el diagnóstico es confirmado, el paciente debe ser trasladado de inmediato al hospital. Si el paciente ya está en estado de coma, el retraso en el tratamiento hará muy difícil la recuperación.

En el siguiente cuadro se presentan las diferencias del estado de coma debido a la glucosa baja y acetoacidosis:

Diferencias entre el estado de coma debido a la glucosa baja y a la cetoacidosis

Coma con glucosa baja	Coma con cetoacidosis
1. Se desarrolla de manera repentina.	Se desarrolla después de años de mala salud.
2. Se debe a una dosis excesiva de inyección de insulina.	Se debe a la falta de insulina o a una dosis más baja.
3. Falta de comida o ayuno.	Demasiada ingesta de alimentos.
4. Aumento del apetito.	Disminución del apetito.
5. Comportamiento anormal.	Ausente.
6. Hormigueo e insensibilidad de labios y dedos.	Ausente.
7. Ritmo cardiaco normal.	Ritmo cardiaco acelerado.
8. Aumento de sed y ausencia de orina.	Presente.
9. No hay aliento ácido, ni a fruta podrida.	Presente.
10. Respiración normal.	Aumento de respiración.
11. Pulso fuerte.	Pulso débil.
12. No hay dolor abdominal ni estreñimiento.	Presente.
13. La orina no contiene glucosa ni cetona.	La orina contiene glucosa y cetona.
14. Bajos niveles de glucosa.	Aumento de los niveles de glucosa.
15. Tratamiento con alimentos.	Tratamiento con inyecciones de insulina.

Diabetes y cardiopatías

Las personas diabéticas son más propensas a desarrollar cardiopatías que los individuos sanos.

Las señales de peligro de cardiopatías en presencia de diabetes son que la persona se fatiga con facilidad, falta de aliento por un ejercicio mínimo o incluso en estado de reposo, dolor en el centro del pecho hacia el lado izquierdo, presencia repentina de glucosa sin control y aumento en la presión arterial.

El tratamiento de las enfermedades del corazón siempre se realiza en un hospital con un monitoreo regular de varios parámetros corporales y de laboratorio.

Prevención de cardiopatías en presencia de diabetes

- Chequeo regular de los niveles de glucosa y un control adecuado de las medicinas.
- Monitoreo mensual de la presión arterial.
- Pruebas trimestrales o semestrales de la función cardiaca-ECG, exámenes de sangre.
- Prevenir el aumento de peso por medio de una dieta sin sal, sin grasa y hacer ejercicio regularmente.
- Realizar una prueba de contenido de grasa "perfil de lípidos", indica la magnitud del riesgo que corre el individuo de desarrollar cardiopatías.

- Dejar de fumar y de beber alcohol.
- Las mujeres diabéticas deben ser cuidadosas al tomar píldoras.

Diabetes y desórdenes renales

Igual que en el caso del corazón, después de un largo periodo, la diabetes puede provocar complicaciones en los riñones. Los pacientes con diabetes tipo 1 tienen entre un 30 y 40% de posibilidades de presentar desórdenes renales después de 20 años, mientras que en la diabetes tipo 2 tienen un 15-20%. Sin embargo, debido a que la diabetes tipo 2 es más común, las enfermedades renales son más comunes en la diabetes tipo 2 que en el tipo 1.

En varios países, el 11% de las muertes de personas diabéticas se debe a desórdenes de los riñones.

El mecanismo de desarrollo de estas enfermedades es el mismo que en el caso del corazón. Hay depósitos de grasa en las paredes de los vasos sanguíneos pequeños y grandes (arterias), de los riñones, que se traducen en un adelgazamiento de los vasos sanguíneos y en obstrucción del paso de sangre. Debido a ello, la presión sanguínea aumenta y se acumulan los productos de desecho de la sangre.

Las señales de alerta de desórdenes renales en presencia de diabetes son aumento de lasitud, falta de aliento al hacer ejercicio, aumento de la orina por las noches, hinchazón de los tobillos, control inestable de glucosa (requerimientos de insulina reducidos) y aumento de la presión sanguínea.

Diagnóstico

- Cuando los riñones funcionan adecuadamente, la orina no contiene proteínas, mientras que en los riñones enfermos, la orina contiene proteínas que pueden aumentar hasta 5mg en 24 horas o incluso más.
- Cuando la enfermedad se encuentra en una etapa avanzada, los niveles sanguíneos de urea y creatinina son muy altos.
- Debido a los riñones enfermos pueden presentarse infecciones urinarias señaladas por células de pus y bacterias en la orina.

Tratamiento

- Control adecuado del azúcar por medio de pruebas de glucosa y medicinas.
- Tratamiento de presión arterial alta, si es el caso.
- Tratamiento de las infecciones urinarias, si es el caso.
- En enfermedades renales avanzadas puede ser necesario realizar diálisis (eliminación de los productos de desecho de la sangre y recirculación de sangre purificada) o un trasplante de riñón.

Prevención

Observar las siguientes medidas, si se padece diabetes, puede prevenir esta enfermedad:

- Monitoreo regular y control de la presión arterial cuando sea necesario.
- Monitoreo regular y control de los niveles de glucosa.
- Evitar medicinas (como analgésicos o sustancias de contraste para rayos-x) que afecten la función de los riñones.
- Revisar cada 25 horas los niveles de proteínas en la orina y exámenes de sangre para verificar la función renal (niveles de urea y creatinina en la sangre).

Complicaciones oculares en presencia de diabetes

Cuando se padece diabetes durante mucho tiempo es probable que se desarrollen las siguientes complicaciones en los ojos:

- Ceguera provocada por los daños en los vasos sanguíneos en la parte interior del ojo, la retina.
- Cataratas u opacidad de la lente del ojo.
- Miopía cuando la persona no es capaz de ver objetos distantes.
- Glaucoma o aumento de presión en el ojo, lo cual produce visión borrosa y algunas veces ceguera.

Ceguera debido a daño de la retina

Los diabéticos corren un riesgo 25 veces mayor de desarrollar ceguera que las personas sanas. Después de padecer diabetes durante diez años, el 50% de los pacientes desarrolla ceguera debido al daño retinal, que aumenta a 80% después de quince años de padecimiento.

En estados Unidos y el Reino Unido, aproximadamente un 10% de la población es diabética.

Las características más importantes de esta enfermedad son las siguientes: Los pacientes con diabetes tipo 1 y tipo 2 tienen las mismas probabilidades de desarrollar esta complicación. La ceguera se presenta en ambos sexos y en diferentes grupos de edad. Puede presentarse en un ojo o en ambos. La causa de la ceguera es una reducción en la circulación de los vasos sanguíneos de los ojos debido al aumento de depósitos de grasa, que resulta en la filtración de sangre de los vasos debilitados al ojo, lo cual produce inflamación y después ceguera. La primera etapa de la enfermedad no presenta síntomas. En las últimas etapas, el paciente se queja de visión borrosa. El diagnóstico sólo puede hacerse por medio de un examen de la retina con un oftalmoscopio.

Tratamiento

- No se requiere tratamiento en la primera etapa de la enfermedad. Se controla al regular los niveles de glucosa, la presión arterial y al reducir los niveles de grasa en la sangre.
- En las últimas etapas de la enfermedad, el tratamiento se hace por fotocoagulación con laser o por medio de una operación de retina.

Prevención de ceguera en presencia de diabetes

Con las siguientes medidas se puede prevenir la ceguera si se padece diabetes:

- Revisiones oculares cada seis meses o cada año después de que se diagnostica diabetes.
- Evitar fumar o consumir cualquier tipo de tabaco.
- Corregir la presión arterial con medicinas y una dieta sin sal.
- Controlar los niveles de glucosa por medio de medicinas regulares y pruebas de sangre.
- Controlar los niveles de grasa en la sangre por medio de exámenes regulares de sangre y una dieta sin grasa.

Complicaciones nerviosas en presencia de diabetes

La mayoría de los pacientes diabéticos desarrolla complicaciones nerviosas. Se ha descubierto que aproximadamente el 60% de los pacientes que padecen diabetes, con una antigüedad de 25 años, desarrollan estas complicaciones, aunque en algunos casos, el número asciende a un 90%. Estas complicaciones se presentan en ambos tipos de diabetes, principalmente en individuos de mediana edad y mayores. Invariablemente han padecido diabetes media sin control durante muchos años.

Los nervios implicados pueden ser los de las manos y pies o los del cerebro y de la médula espinal.

Causas de daño a los nervios

- Daño directo ocasionado por la falta de metabolismo de carbohidratos.
- Reducción de la irrigación de sangre a los nervios.
- Depósitos de grasa en arterias pequeñas y grandes que abastecen los nervios de las manos y pies o del cerebro.

Síntomas de daño nervioso en presencia de diabetes

- Daño directo debido a la falta de metabolismo de carbohidratos.

- Debido a la disminución de irrigación sanguínea a los nervios.
- Debido a los depósitos de grasa en las arterias que abastecen a los nervios de las manos, pies o cerebro.

Síntomas de daño nervioso en presencia de diabetes

El espectro de los síntomas reportados por pacientes con complicaciones nerviosas es el siguiente:

- Ardor, sensación de calambres, dolor agudo en los pies y las piernas, en muy pocas ocasiones se presenta en las manos, especialmente por las noches.
- Hormigueo, insensibilidad o frío en los pies y las piernas, seguido de dolor muscular e insensibilidad al calor, al frío y al dolor.
- Incapacidad de mantener el cuerpo en equilibrio, la fuerza del cuerpo o la dirección de los movimientos de pies y manos.
- Deformidades en tobillos y uñas, piel más gruesa y úlceras en las plantas (debido a la insensibilidad de los pies ante heridas frecuentes).
- Dolor, debilidad y adelgazamiento de los músculos de las pantorrillas.
- Incapacidad de controlar la eliminación de orina.
- Diarrea o estreñimiento constante.

- Cólicos abdominales.
- Incapacidad de sudar.
- Intolerancia a temperaturas extremas.
- Impotencia.
- Descenso de la presión arterial al ponerse de pie rápidamente después de estar acostado.
- Ataques repentinos de debilidad o parálisis, por lo general en un lado del cuerpo.
- Infecciones del cerebro.

El diagnóstico se hace por medio de estudios de conducción nerviosa de los nervios afectados y electromiografía.

El tratamiento varía dependiendo de la característica que se presente. Las vitaminas no funcionan en el tratamiento.

Prevención

Evaluación adecuada de los síntomas anteriormente mencionados. Pruebas de función nerviosa y muscular como se describe en el inciso anterior.

Infecciones

Es muy sabido que los diabéticos son propensos a desarrollar infecciones de diferentes tipos. Cerca del 8.5% de los pacientes diabéticos muere por infecciones a pesar de la administración de varios antibióticos.

Las tres causas principales de infecciones son: mal cuidado de la diabetes, menor inmunidad o resistencia a las enfermedades y defectos en los vasos sanguíneos y en los nervios.

Tipos de infecciones

- Las infecciones urinarias son las más comunes y aumentan durante el embarazo.
- Infecciones del pecho, como tuberculosis y neumonía.
- Infecciones de la piel: forúnculos, carbuncos, infecciones por hongos, especialmente en el área genital de las mujeres.
- Rara vez infecciones de los huesos y de la vesícula biliar.

El tratamiento implica control de los niveles de glucosa y el consumo de antibióticos adecuados.

Gangrena de pie

El término gangrena se refiere a la muerte o deterioro de una parte del cuerpo.

La gangrena de pie es muy común en casos de diabetes y es necesario amputar (cortar) los dedos de los pies, y en muchas ocasiones el pie entero.

Las causas de destrucción nerviosa por gangrena en el pie o en las extremidades inferiores son: reducción del flujo sanguíneo al pie e infecciones de la piel del pie o de la planta.

Los síntomas de gangrena, en un principio, son dolor en el pie afectado, después pérdida de las sensaciones en el pie, cambios de color y textura, coloración roja en un principio, después color pálido y finalmente oscuro, sensación de frío en el tobillo y en el pie, infección de la piel del pie.

Tratamiento

- El control de la glucosa es de gran importancia.
- Almohadillas suaves en la planta.
- Reposo de las piernas o reposo completo en cama.
- Tratamiento de las infecciones con antibióticos.
- Tratamiento del dolor con analgésicos.
- Amputación (cortar) los dedos afectados o el pie completo cuando la enfermedad se extiende o no logra controlarse el dolor.

Prevención

- Monitoreo regular de los niveles de glucosa.
- Revisión de los pies una o dos veces al año.
- Lavar los pies diariamente y usar cremas lubricantes o aceites.
- No caminar descalzo.

- Evitar temperaturas extremas.
- Usar zapatos adecuados.
- Cortar las uñas de los pies regularmente.
- Nunca cortar los callos.
- Tratamiento para las enfermedades de la piel.

Desórdenes del sistema digestivo

Algunos pacientes diabéticos pueden presentar síntomas en el sistema digestivo debido a alteraciones nerviosas, las cuales reducen los movimientos del estómago y de los intestinos, o reducciones en el abastecimiento de sangre o como parte de cetoacidosis.

Los síntomas más frecuentes son: dolor en el abdomen, vómito, diarrea o estreñimiento, pérdida de apetito, excreción de heces olorosas y grasosas, sensación de satisfacción después de los alimentos.

El tratamiento depende de los síntomas.

♦●♦

6

Diagnóstico de diabetes

El diagnóstico de diabetes puede parecer sencillo ya que implica sólo la demostración de altos niveles de glucosa en la sangre y algunas veces en la orina, pero deben considerarse muchos factores reales y ficticios al respecto.

Se aconseja sospechar del padecimiento de diabetes en las siguientes personas:

Criterio para sospechar de diabetes

- En personas de 40 años de edad o más.
- Con historial de diabetes en parientes consanguíneos.
- Con sobrepeso excesivo.
- Con síntomas como aumento de sed, apetito y pérdida de peso a pesar de una buena ali-

mentación, infecciones frecuentes, debilidad sin razón aparente.

- Con enfermedades cardiacas, presión arterial alta o dolores indefinidos en el cuerpo.
- Mujeres que aumentaron de peso excesivamente durante el embarazo.
- Mujeres que dieron a luz a un bebé de más de 3.5kg.
- Múltiples muertes de bebés antes o durante el nacimiento.

Las siguientes pruebas se realizan para diagnosticar diabetes y monitorear el progreso de la enfermedad con medicinas.

Exámenes de orina

- Se examina la orina para detectar glucosa (azúcar) y cetonas.
- Existen muchas pruebas que se realizan para este propósito.

Reactivo de Benedict

Es la prueba más antigua para la detección de diabetes. Se ha vuelto obsoleta y sólo se usa en centros de salud remotos, donde no existen instalaciones para realizar otras pruebas.

En un tubo de ensayo se mezclan ocho gotas de orina con 5ml (una cucharadita) de solución de Benedict, se calienta y se observa el color. Los resultados se interpretan de la siguiente manera:

Resultados del reactivo de Benedict:

Azul	Cero
Verde claro	0.1%
Verde turbio	0.3%
Verde y amarillo precipitado	0.5 a 1%
Amarillo	1%
Anaranjado	1%
Rojo ladrillo	Más de 2%

Falacias de esta prueba

- Da una idea limitada de la existencia de diabetes puesto que revela la presencia de azúcar cuando el nivel de glucosa aumenta a más de 180mg%, es decir, en casos de diabetes severa.
- Incluso si otros azúcares, como fructosa, galactosa, maltosa y lactosa, se encuentran en la orina, la prueba da resultado positivo.
- Algunas medicinas como la aspirina, penicilina y otros antibióticos y la vitamina C, también arrojan resultados positivos.
- Es difícil recoger una muestra de orina en el caso de los niños.

Método de tira reactiva

Se utilizan tiras de papel o plástico empapadas con químicos que cambian de color de acuerdo a la concentración de azúcar y de cetonas. Por ejemplo, un tipo de tiras va de amarillo a verde y azul oscuro, mientras que otro va de azul y verde a café. La tira se moja con orina fresca o se coloca directamente bajo el chorro de orina y 30 segundos después se compara el lado de la tira que contiene el reactivo (químico) con el color correspondiente de la tabla del envase. En el mercado existen muchos métodos de tira reactiva con el nombre comercial de Keto-Diastix, Gluketur-Test, etcétera.

Desventajas

- Es costoso, aunque si se recorta la tira en forma longitudinal, puede reducirse el costo.
- Los pacientes daltónicos pueden malinterpretar los resultados.
- La vitamina C y otros medicamentos pueden interferir con los resultados.

Las tiras tienen una caducidad limitada, en especial después de que se abre el paquete.

Ventajas

- Es un procedimiento muy simple.
- El paciente puede hacerlo en casa.

- El resultado es instantáneo.
- Es útil para llevar un control de diabetes en casa. Los pacientes que padecen diabetes tipo 1 deben examinar su orina de tres a cuatro veces por día, y los diabéticos tipo 2 deben hacerlo dos horas después de las comidas.

Exámenes de cetonas en la orina

Las cetonas en la orina pueden detectarse por medio de los siguientes exámenes:

- Método de tira reactiva – anteriormente explicado.
- Prueba de Rothera.
- Prueba de Gerhardt.

Prueba de medición de azúcar en la sangre (glucosa)

Es posible diagnosticar diabetes con exactitud por medio de la medición del azúcar en la sangre.

Las diferentes pruebas que se usan para medir el nivel de azúcar en la sangre son las siguientes:

Prueba de ayuno

Después de un ayuno desde la noche anterior, de entre diez y catorce horas, se toma una muestra de sangre de una vena o capilar (de la punta del dedo) y se calcula el nivel de azúcar con cualquiera de las siguientes técnicas de reactivos:

- Prueba de enzimoinmunoanálisis absorbente (ELISA).
- Radioinmunoensayo (RIA).
- Tiras reactivas similares a las que se usan en los exámenes de orina.

Validez de esta prueba

- No puede usarse sin otras pruebas para diagnosticar diabetes.
- En casos leves, la prueba puede resultar normal y no se detecta diabetes.
- La confiabilidad de esta prueba es menor porque no puede asegurarse que se haga un ayuno verdadero. Invariablemente, la gente comete el error de beber una taza de té o café antes de la prueba.
- El valor normal del ayuno de la sangre venosa es de 100mg%, un valor mayor a los 126mg% casi siempre confirma la enfermedad.

Glucemia post-prandial

Esta prueba se basa en el principio de que, después de una comida rica en carbohidratos o de ingerir glucosa, el azúcar en la sangre vuelve al nivel de ayuno 2 o 2 ½ horas después.

La primera evidencia de la tolerancia de los carbohidratos a la diabetes es un retraso en el regreso de los valores del azúcar en la sangre al nivel de ayuno.

Esta prueba se realiza dos horas después de la comida o después de ingerir 75g de glucosa en polvo diluido en 300 ml de agua.

Validez de la prueba

- Es una guía más eficaz que los niveles de ayuno para diagnosticar diabetes.
- El valor normal es 200mg% y los valores por encima de dicha cantidad indican presencia de diabetes.
- Los valores altos se presentan en las siguientes condiciones:

Inactividad prolongada, carencia de carbohidratos, ingesta excesiva de grasa, desórdenes renales, periodo menstrual, edad avanzada y ciertas medicinas, como esteroides, píldoras orales o píldoras para dormir.

- Los valores bajos se presentan en las siguientes condiciones:
  Después de hacer ejercicio, de vomitar y de tomar aspirinas.
  Esta prueba también es importante para monitorear el control de diabetes.

Si la muestra de sangre se toma dos horas después de una comida junto con medicinas para la diabetes, el valor de la sangre da una indicación del control de la enfermedad.

Prueba aleatoria de glucosa

La evaluación de la prueba aleatoria de glucosa se refiere a la muestra de sangre tomada en cualquier momento del día, en especial cuando no corresponde a un ayuno o a un estado relativo a la comida (prandial).

Valor de esta prueba

Esta prueba sólo da una idea general de la diabetes y no es buena para diagnosticar la enfermedad.

Se puede confirmar cuando se encuentran valores mayores de 250mg%.

Prueba de tolerancia a la glucosa

El principio de esta prueba

Se basa en el principio de que la ingesta de glucosa en una persona normal produce un aumento del nivel de azúcar en la sangre en media o una hora y vuelve al nivel de ayuno en dos o dos y media horas. En una persona diabética, el aumento en los niveles de glucosa es mayor, se mantiene por más tiempo y tarda más en regresar a los niveles de ayuno.

Procedimiento

Después de una noche de ayuno de entre diez y catorce horas se toma una muestra de sangre de una vena y se repite dos horas después. En algunos casos, la prueba puede prolongarse hasta tres o cuatro horas. Después de tomar la primera muestra en ayunas, se disuelven 75mg de glucosa en 300ml de agua y se repite la prueba cada media hora durante dos horas.

Esta prueba debe realizarse a personas que llevan una dieta normal y que realizan actividades normales. Durante la prueba, la persona debe estar en reposo mental y físico y no debe fumar. A continuación se dan los valores de esta prueba en personas sanas y diabéticas:

Valores para individuos sanos y diabéticos

Ayuno	**Normal (mg%)**	**Límite (mg%)**	**Diabetes (mg%)**
Después	<110	110-125 (IFG)	>126
de 2 horas	<140	140-199(IGT)	> - 200

Nota: IFG – Alteración de la glucosa en ayunas
IGT – Tolerancia alterada a la glucosa

Valor de esta prueba

- Es una prueba muy útil y es casi infalible en el diagnóstico de diabetes.
- Es muy útil para detectar casos inciertos que eventualmente desarrollarán diabetes.
- Hoy en día no se usa porque requiere mucho tiempo y los pacientes muy enfermos o muy débiles no pueden someterse a una prueba tan tediosa en el laboratorio o en el hospital.
- Muchos factores afectan los niveles normales de esta prueba (referirse a glucemia postprandial).

Glucómetro

Existen en el mercado algunos aparatos portátiles que permiten el diagnóstico y el monitoreo de la diabetes en el consultorio del doctor e incluso en casa. Dichos aparatos se llaman glucómetros.

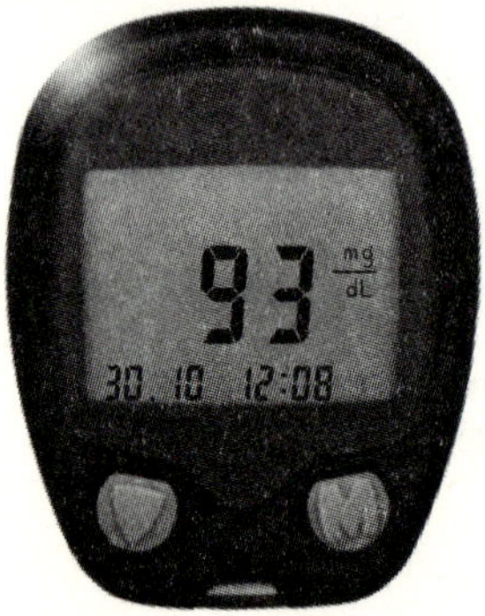

Fig. 6.1: Glucómetro

Cómo usar un glucómetro

Se toman una o dos gotas de sangre de la punta del dedo y se colocan en una delgada tira previamente bañada con un químico (Dextrostix, Hemoglucotest). La tira se inserta en el glucómetro y éste hace una lectura digital del nivel de azúcar en la sangre.

Ventajas y desventajas

Es un método muy rápido y confiable para medir los niveles de azúcar en la sangre. Es especialmente útil para un monitoreo regular, como en casos recién diagnosticados en los que es necesario establecer la dosis de las medicinas. Los pacientes con diabetes tipo 1 o con diabetes no controlada deben hacerse pruebas de sangre de dos a tres veces al día e ir al laboratorio tantas veces resulta muy complicado.

Este procedimiento es muy útil en casos de emergencia, como bajos niveles de azúcar o cetoacidosis, en especial durante periodos de vacaciones, cuando los laboratorios están cerrados.

También resulta muy útil en casos de pacientes que no pueden levantarse de la cama o de embarazadas con movilidad limitada.

Hoy en día, el glucómetro y las tiras son costosos, aunque es posible que se reduzcan los precios después de que la importación de sus componentes sea reemplazada por una manufactura local.

Hemoglobina glucosilada

La hemoglobina es una sustancia que contiene hierro, se encuentra en nuestros glóbulos rojos y se combina con oxígeno para transportarlo a los diferentes órganos del cuerpo. Algunas veces, la glucosa se adhiere a la hemoglobina y la molécula recibe el nombre de hemoglobina glucolisada (o glicolisada). La concentración de dicha molécula es un buen indicador de un contenido promedio de glucosa en los diabéticos. En éstos es mayor que en individuos sanos. Debido a que cada glóbulo rojo tiene un periodo de vida de alrededor de tres meses, el valor obtenido indica la concentración de glucosa en la sangre de los últimos tres meses.

Valor de esta prueba

- Es una prueba muy importante para las embarazadas diabéticas pues indica el control metabólico durante el embarazo, lo cual es indispensable porque, por medio de un adecuado control del azúcar, se minimiza el riesgo de muerte fetal o de bebés anormales.
- Al conocer el nivel de azúcar en los últimos tres meses es posible realizar modificaciones en el tratamiento y así se puede hacer monitoreo a largo plazo.
- Es muy útil en casos de diabetes dependiente de insulina, donde se dan fluctuaciones importantes en los niveles de glucosa en la sangre.
- El paciente no tiene que ayunar ni hacerse pruebas después de comer.
- No es útil para diagnosticar niveles bajos de glucosa o cetoacidosis.
- No permite monitoreo diario y tampoco es posible modificar el tratamiento.
- Sólo puede hacerse en laboratorios con ciertas instalaciones.

- Un componente inestable llamado hemoglobina preglucolisada puede interferir con los resultados.
- En pacientes anémicos, los cuales tienen menor cantidad de hemoglobina y glóbulos rojos, el valor es falso.
- En pacientes con complicaciones renales, los valores pueden ser falsos.

Diferencias entre las pruebas de azúcar en la orina y de azúcar en la sangre

Pruebas de azúcar en la orina	**Pruebas de azúcar en la sangre**
1. El azúcar en la orina está presente sólo cuando el nivel de azúcar en la sangre es mayor que 180g%	Pueden detectarse varios valores de azúcar en la sangre.
2. Es útil sólo para diagnosticar diabetes avanzada. 3. Otros azúcares (como lactosa, fructosa, etcétera) pueden interferir y dar reacciones positivas.	Diagnostica diabetes leve e incluso en la primera etapa. Otros azúcares no afectan los resultados.
4. Las medicinas como la vitamina C y las aspirinas pueden interferir con los resultados.	No interfieren, excepto cuando se usan tiras reactivas.
5. En los niños es difícil tomar muestras de orina.	La toma de la muestra de sangre es dolorosa.
6. Los factores emocionales no interfieren durante la prueba.	Pueden interferir durante la prueba.
7. No es un método de monitoreo exacto.	Es un método exacto para monitorear el control de diabetes.

7

Tratamiento de diabetes

La diabetes es una enfermedad que se debe a múltiples factores y afecta a diferentes sistemas del cuerpo. Por ello se requiere un enfoque multidisciplinario que incorpore distintas modalidades y sistemas de tratamiento para obtener resultados más efectivos y permanentes. Esto da lugar a un mejor control de la enfermedad, a menos complicaciones y a una vida prolongada.

Objetivos del tratamiento de la diabetes

- El paciente debe ser aliviado de casi todos los síntomas.
- Lograr y mantener un peso corporal adecuado para llevar a cabo una rutina diaria.

- Mantener los niveles de glucosa y grasa dentro de los límites normales.
- Prevenir complicaciones y, en caso de que se presenten, enfrentarlas con los mejores tratamientos posibles.
- Chequeo regular para conocer la efectividad del tratamiento.
- Evitar o tratar los efectos secundarios de las medicinas.
- Educar a los pacientes y a sus parientes para que realicen acciones diarias independientes junto con la cooperación del doctor.
- El paciente debe aprender a vivir dentro de los límites de la enfermedad.
- Guía especial en situaciones determinadas, como embarazo, operaciones, accidentes, actividad sexual, viajes, etcétera.
- El paciente debe ser capaz de llevar una vida normal en sociedad.

Protocolo del tratamiento

El enfoque del tratamiento de la diabetes puede discutirse dentro de los siguientes lineamientos:

- Cambios de estilo de vida
- Regulación de la dieta
- El papel del ejercicio físico
- El papel del yoga
- Naturopatía

- Tratamiento médico (alópata)
- Remedios *ayurvédicos*
- Magnetoterapia
- Acupresión
- Terapia de color
- Terapia musical
- *Feng shui*

Cambios de estilo de vida

La causa de casi todos los casos de diabetes es el estilo de vida equivocado de las personas afectadas. El estrés y la tensión de la vida moderna pasan factura a la salud de los individuos. Los ajetreados horarios de oficina, las rígidas fechas de entrega, los objetivos por alcanzar y los compromisos familiares y sociales afectan sobre la rutina diaria, los hábitos alimenticios y los patrones del sueño.

Si se llevan a cabo los siguientes cambios en el estilo de vida de las personas con diabetes pueden lograrse resultados positivos y duraderos:

- La gente con un estilo de vida sedentario puede beneficiarse enormemente si hace ejercicio de manera regular y se mantiene activa durante el día.
- Se puede manejar el estrés practicando posturas de yoga, ejercicios respiratorios del yoga, meditación y teniendo una actitud positiva ante la vida.

- Eliminar por completo el consumo de tabaco y sus productos.
- El consumo excesivo de té, café y alcohol debe eliminarse o disminuirse drásticamente.
- En la medida de lo posible, todas las personas deben mantener una rutina diaria disciplinada con horarios adecuados para dormir, comer, trabajar y atender las necesidades intestinales.
- La gente con obesidad, con un estilo de vida sedentario, con un empleo estresante o con historial familiar de diabetes debe controlar su peso, dieta, actividad y su actitud ante la vida.

Regulación de la dieta

Una dieta bien planeada y balanceada es una de las herramientas principales en el manejo de la diabetes. Los siguientes son los objetivos de un tratamiento alimenticio.

- Mantener el nivel de azúcar en la sangre bajo control constante.
- Reducir el nivel de colesterol y grasa en la sangre en caso de personas obesas.
- Mantener el peso ideal.
- Balancear la dieta para consumir todos los nutrientes necesarios en el momento adecuado.
- Permitir al paciente un tiempo de vida normal con salud y comodidad.

- Reducir el tratamiento médico.
- Prevenir complicaciones a largo plazo, como ataques cardiacos, ceguera, apoplejías, etcétera.

Así, podemos ver que el tratamiento de cuidar la dieta no sólo tiene que ver con disminuir el peso, sino que hay muchos objetivos a corto y largo plazo que desempeñan un papel importante en el manejo de la diabetes.

La diabetes es una enfermedad crónica, de manera que la alimentación, prescrita para los pacientes, debe ser de tal forma que satisfaga las necesidades personales del individuo en todos los aspectos.

Características de la dieta para diabéticos

- Debe ser una simple modificación de su dieta normal.
- Debe ser muy sabrosa.
- Debe ser una dieta balanceada.
- Debe variar día a día.
- Debe entrar en las posibilidades financieras.
- Debe ser espaciada para evitar fluctuaciones importantes en los niveles de azúcar en la sangre.
- La dieta no debe ser diferente de la de otros miembros de la familia.
- Debe ser tan simple que el diabético y su cónyuge la entiendan.

Los componentes más importantes de cualquier dieta son las calorías, los carbohidratos, las proteínas, las grasas, las verduras, las frutas y la fibra.

Calorías

El término caloría se refiere al contenido de energía de la comida. Los requerimientos varían dependiendo de la edad, del peso actual y del deseado y de la naturaleza del trabajo. La siguiente tabla muestra el requerimiento calórico para los diferentes diabéticos:

Requerimientos calóricos para los diferentes diabéticos

Tipo de diabético	Kilocalorías por día
1. Trabajador, granjero	2600
2. Joven que realiza trabajo pesado	2400
3. Embarazadas	2300
4. Adulto de mediana edad, obeso, sedentario	2000
5. Ama de casa de mediana edad	1700
6. Anciano, persona sedentaria	1500
7. Anciano, obeso	1000-1200

Carbohidratos

Los carbohidratos se derivan principalmente de cereales como arroz o trigo. El azúcar refinado (simple) que contiene la miel, la mermelada, los pasteles y las galletas, está totalmente prohibido porque provoca un aumento repentino de los niveles de azúcar en la sangre.

En muchos países, los requerimientos de carbohidratos son de 150-300g por día. Algunos nutriólogos aconsejan la cantidad igual a 1/10 del total de las calorías más 30-50g. El total de carbohidratos requeridos debe dividirse en 60% para las tres comidas principales, 30% para 2-3 tentempiés y 10% para leche.

Proteínas

La fuente más rica en proteínas son los alimentos animales, pero la ingesta actual de esos alimentos, no vegetarianos, en la mayoría de las familias de países subdesarrollados, por ejemplo, está restringida a una o dos veces por semana debido al costo. Las proteínas de verduras en forma de legumbres se consumen más comúnmente. Las proteínas de los cereales y las legumbres tienen un efecto suplementario y la deficiencia de aminoácidos de uno se compensa por el exceso en el otro si se consumen a la misma vez. Cada alimento debe contener cierta cantidad de proteínas. El requerimiento para adultos es 1g/kg por día, en el caso de los niños y mujeres embarazadas y en periodo de lactancia es 1.5-2g/kg por día.

Grasas

El contenido de grasa en la dieta está restringido a los aceites usados para cocinar, huevos y carne. Por lo menos el 50% de las grasas debe ser en forma de ácidos grasos poliinsaturados. El contenido excesivo de grasa puede traducirse en complicaciones como ataques al corazón, apoplejía, ceguera, etcétera. Por ello es necesario revisar regularmente los niveles de grasa en las personas diabéticas y el consumo de grasa en personas de mediana edad y ancianos debe reducirse de manera drástica. Los niveles normales oscilan entre 180 a 250mg por 100ml de sangre. El requerimiento de grasa es de 50-150g por día.

Verduras y frutas

Las verduras de hojas verdes como las espinacas, pepino, calabaza, col, coliflor, etcétera, y las frutas, aumentan el bolo alimenticio y satisfacen el hambre del paciente sin aumentar el total de las calorías. También previenen el estreñimiento porque aumentan el contenido de fibra de la dieta.

Menú para diabéticos

Las características más importantes del menú para diabéticos son las siguientes:

- El menú debe estar compuesto por desayuno, almuerzo, tentempiés y cena.
- En el caso de los diabéticos que necesitan insulina de acción prolongada deben tomar un tentempié a las cinco de la tarde y antes de acostarse para prevenir un descenso repentino de los niveles de azúcar en la sangre.

- Los niños diabéticos deben consumir un tentempié a media mañana.
- Las comidas deben ser razonablemente uniformes cada día.
- En el caso de pacientes que reciben inyecciones de insulina, el retraso o la omisión de los alimentos es muy peligroso.

Tipos de dietas para diabetes

Los tipos de dietas para diabetes están clasificados por nutriólogos y dietistas como dieta equilibrada para diabéticos y dieta no equilibrada para diabéticos.

Dieta equilibrada para diabéticos

En este tipo de dieta se pesan las cantidades exactas de alimentos que van a consumirse; esto es muy importante para muchos diabéticos obesos de mediana edad que deben bajar de peso para controlar la enfermedad.

En el caso de dichos individuos, deben pesar los alimentos ricos en calorías como el arroz, el harina de trigo, el pan, las legumbres, el aceite, la mantequilla, etcétera. El tamaño de los utensilios como tazas, cucharadas, platos y el tamaño del pan varían de hogar en hogar. Por lo tanto, el harina de trigo, el pan, el arroz etcétera, deben pesarse y racionarse en un principio. Más adelante, la persona que prepara la comida puede medir sin necesidad de pesar.

A continuación se presenta un ejemplo de dieta equilibrada de 1500 calorías aproximadamente:

Té para la cama
1 taza de té o café (30ml
de leche sin azúcar)

Desayuno
1 huevo o queso tierno de 30g
1 rebanada de pan
1 taza de leche (30ml sin azúcar)

Tentempié a media mañana
2 galletas (dulces) o 4 galletas
saladas o 1 fruta
1 taza de té o café
(30ml de leche sin azúcar)

Almuerzo
Queso tierno (35g) o carne de carnero (50g) o
pollo (70g) o pescado (100g)
1 rebanada de pan
Verduras mixtas (100g)
Requesón (120ml)
Ensalada (125g)

A media tarde
2 galletas dulces o 4 galletas
saladas o 1 fruta
1 taza de té o café
(30ml de leche sin azúcar)

Cena
Queso tierno (35mg) o carne de carnero (50g)
o pollo (70g) o pescado (100g)
1 rebanada de pan
Verduras mixtas (100g)
Ensalada (125g)
Requesón (120g)
Antes de acostarse
200ml de leche

Otros puntos importantes sobre la dieta para diabéticos:

- Se deben hacer ajustes especiales en la dieta en caso de tratamiento con inyección de insulina, infecciones, diarrea, vómito, reuniones sociales o religiosas, ayuno, etcétera.
- Los pacientes con presión arterial alta deben restringir la ingesta de sal.
- Comer alimentos mientras se ve la televisión da lugar a un aumento en la ingesta de calorías.

- Cuando se come fuera de casa es necesario cuidar estrictamente la dieta, como cuando el paciente se va de viaje o de compras.
- Comer mientras el paciente se siente contento, triste, enojado o solitario puede provocar que consuma una cantidad mayor o menor de alimentos.
- La gente no debe dejarse llevar por modas de alimentos y creencias falsas sobre la comida. Cuando existan dudas es mejor consultar al doctor.
- Utilizar con precaución las medicinas cubiertas con azúcar, la goma de mascar, los refrescos, los jarabes para la tos, etcétera.

Seguir la regla más simple de la vida: "COMER PARA VIVIR Y NO VIVIR PARA COMER".

Entonces, la dieta puede ser ajustada de la siguiente manera, dependiendo de los requerimientos de la ingesta calórica:

- Aumentando el peso de la harina de trigo o las rebanadas de pan.
- Aumentando la ración de aceite.
- Añadiendo azúcar.
- Usar leche entera en lugar de leche descremada.
- Consultar la tabla de calorías de los alimentos.

Tabla de calorías de los alimentos

(Cuando no se especifica, las calorías se refieren a 100g)

Cereales y productos de cereales	Calorías
Cornflakes 25g	95
Maíz, harina	355
Maíz, tierno	125
Palomitas de maíz 50g	170
Arroz, crudo-molido	345
Arroz, inflado	325
Arroz, cocido 60g	70
Harina de trigo	341
Pan, 1 rebanada	60
Bollo	80
Harina de avena 27 gr	110
Macarrones 30g	115
Alubias (pequeñas)	
Garbanzo verde, entero	334
Lenteja	343
Frijol de soya	432
Brotes de frijol	85
Miel 1 cucharadita	30
Mermelada 5g	20
Azúcar, cubito	12
Azúcar 5g	16
Grasas y aceites	
Mantequilla (procesada)	755
Crema	213
Aceite vegetal	900
Margarina	755
Leche y derivados	
Leche, de vaca 1 taza	100
Leche, estándar 1 taza	137
Leche, descremada 1 taza	45

Cereales y productos de cereales	Calorías
Leche, condensada 1 taza	320
Leche, en polvo	496
Helado	205
Crema	220
Carnes	
Tocino, crudo	405
Res	114
Pollo, para freír	109
Pollo, para hervir	151
Huevo	65
Yema de huevo	52
Jamón, cocido	305
Hígado de cordero, crudo	136
Salchicha de carne	312
Pescados	
Anchoa, fresca	165
Arenque	106
Langosta	90
Sardina	80
Nueces	
Almendra 10g	65
Nuez de la India 10g	88
Coco, seco	662
Coco, tierno	41
Nueces molidas	560
Nuez 15g	102
Verduras	
Amaranto	45
Col	45

Cereales y productos de cereales	Calorías	Cereales y productos de cereales	Calorías
Hojas de mostaza	34	Chabacano	53
Hojas de rábano	28	Plátano	153
Espinaca	26	Cereza	70
		Dátil	283
Raíces y tubérculos		Higo	75
Zanahoria	48	Guayaba	66
Cebolla	50	Uva, morada	45
Papa	97	Toronja	32
Camote	120	Lichis	61
Nabo	29	Níspero	43
		Mango	50-80
Otras verduras		Melón, verde	21
Calabaza amarga blanca	25	Sandía	16
Berenjena	24	Mora	53
Haba	48	Naranja	53
Coliflor	30	Papaya	32
Cardamomo	229	Durazno	50
Chile, verde	29	Pera	51
Chile, seco	246	Piña	46
Clavo, seco	285	Ciruela	56
Cilantro	288	Granada	77
Judía verde	26	Zapote	94
Ajo, seco	145		
Jengibre, fresco	67	**Frutas secas**	
Champiñón	42	Chabacano	306
Papaya, verde	27	Dátil	317
Chícharo	93	Higo, seco 20g	55
Pimiento, seco	304	Semilla de melón	607
Pimiento, verde	98	Pasa	315
Plátano macho	64		
Calabaza	25	**Ensaladas y sopas**	
Cúrcuma	349	Betabel	62
Castaña	115	Col	27
		Zanahoria	48
Frutas frescas		Pepino	13
Manzana	56	Lechuga	21

Cereales y productos de cereales	Calorías
Menta	48
Cebolla, pequeña	59
Rábano, blanco	17
Rábano	32
Jitomate, maduro	21
Caldo de carne 150ml	115
Caldo de pollo 150ml	85
Sopa de verduras 150ml	12
Crema de jitomate 150ml	85
Sopa de verduras 1 taza	65
Galletas y pasteles	
Galleta, salada 1	15
Galleta, dulce 1	24
Pastel, de chocolate 45g	165
Pastel, de fruta 30g	117
Pastel, simple 40g	146
Botanas	
Papas, fritas 20g	110
Dulces	
Gelatina, de fruta	75

Cereales y productos de cereales	Calorías
Bebidas: Refrescos y alcohol	
Jugo de manzana 200ml	95
Agua de coco 200ml	50
Jugo de naranja 200ml	95
Té con 1oz de leche, sin azúcar	22
Café con 1oz de leche, sin azúcar	25
Coca-cola 1 botella	80
Jugo de toronja 200ml	65
Jugo de tomate 200ml	45
Cerveza 240ml	112
Brandy 30ml	73
Ginebra 43ml	105
Ron, whiskey 43ml	105
Jerez 60ml	84
Vino, Oporto 100ml	160
Varios	
Pulpa de tamarindo	283

Dieta no equilibrada para diabéticos

Los pacientes que tienen sobrepeso medio o peso normal, o los que no pueden medir las calorías de su dieta, pueden utilizar la dieta no equilibrada para diabéticos. Principalmente se refiere a una lista de alimentos divididos en tres grupos.

- Alimentos que deben evitarse por completo; los que contienen azúcares simples y los grasosos.

- Alimentos que deben consumirse en cantidades moderadas.
- Alimentos que pueden consumirse libremente.

Alimentos que deben evitarse por completo

✗ Azúcar/glucosa, azúcar moreno sin refinar.
✗ Compotas, gelatina.
✗ Mermelada.
✗ Miel.
✗ Fruta y jugo de fruta enlatados.
✗ Dulces, chocolate.
✗ Limonadas y otros refrescos dulces.
✗ Pasteles y galletas.
✗ Galletas dulces.
✗ Pies, tartas.
✗ Salsas.
✗ Crema y queso crema.
✗ Leche condensada.
✗ Postres dulces.
✗ Comida frita.
✗ Helados de crema.
✗ Vinos y cerveza.
✗ Mantequilla.

Alimentos que deben consumirse en cantidades moderadas

- ✓ Cualquier tipo de pan
- ✓ Roles, bollos, pan crujiente.
- ✓ Papa, camote.
- ✓ Chícharo, frijoles en salsa de tomate.
- ✓ Cereales.
- ✓ Frutas frescas o secas*, nueces.
- ✓ Macarrones, fideos, natilla y alimentos con mucha harina.
- ✓ Alimentos para diabéticos.
- ✓ Leche (entera).
- ✓ Arroz.
- ✓ Preparaciones con trigo, granos o harina.

Alimentos que pueden consumirse libremente

- ✔ Carne, pescado, huevo (sin freír).
- ✔ Queso.
- ✔ Jugo de jitomate o limón.
- ✔ Café o té (sin azúcar).
- ✔ Todas las verduras, en especial las de hoja verde (ejote, berenjena, col, frijol de soya, etcétera).
- ✔ Especias, sal, pimienta, mostaza.

* Frutas con alto contenido de azúcar, como el plátano, chicozapote, uvas, lichis, mangos.

- ✔ Preparaciones con sacarina.
- ✔ Harina de trigo con salvado, arroz integral o arroz sin almidón.
- ✔ Leche descremada.
- ✔ Frutas menos dulces como guayaba, papaya, manzana, naranja.

El papel del ejercicio físico

Además del tratamiento con dieta, el ejercicio físico desempeña un papel fundamental en el cuidado de la diabetes. El ejercicio es una parte importante del programa de tratamiento para pacientes que padecen diabetes tipo 1 (bajos de peso) y diabetes tipo 2 (con sobrepeso). Se considera que alguien es obeso o que tiene exceso de peso con base en su Índice de Masa Corporal, el cual se calcula de la siguiente manera:

Índice de Masa Corporal (IMC) = Peso (kg)/ Altura (metros)^2.

Se considera que el hombre es obeso o que tiene sobrepeso cuando su IMC es mayor de 30 y, en el caso de la mujer, cuando es mayor a 28.6.

El IMC de una persona se calcula a partir de su altura y peso. En la siguiente tabla se presentan los rangos de peso ideales y de las personas obesas:

Por ejemplo, un hombre que mide 1.60m y pesa 78k. IMC = 78/ (1.6 x 1.6) = 30.5, el resultado significa que el hombre es obeso.

Si pesara 65k, su IMC= 65/ (1.6 x 1.6) = 25.4, el resultado indica un peso normal para su altura.

Peso de hombres y mujeres normales y obesos

Altura en metros (sin zapatos)	Rango de peso ideal para hombres, en kilogramos	Obesidad, en kilogramos	Rango de peso ideal para mujeres, en kilogramos	Obesidad kilogramos
1.45	–	–	42-53	64
1.48	–	–	42-54	65
1.50	–	–	43-55	66
1.50	–	–	44-57	68
1.54	–	–	44-58	70
1.56	–	–	45-58	70
1.58	51-64	77	46-59	71
1.60	52-65	78	48-61	73
1.62	53-66	79	49-62	74
1.64	54-67	80	50-64	77
1.66	55-69	83	51-65	78
1.68	56-71	85	52-66	79
1.70	58-73	88	53-67	80
1.72	59-74	89	55-69	83
1.74	60-75	90	56-70	84
1.76	62-77	92	58-72	86
1.78	64-79	95	59-74	89
1.80	65-80	96	–	–
1.82	66-82	98	–	–
1.84	67-84	101	–	–
1.86	69-86	103	–	–
1.88	71-88	106	–	–
1.90	73-90	108	–	–
1.92	75-93	112	–	–

Beneficios del ejercicio

Pérdida de peso

El beneficio más evidente, derivado de hacer ejercicio, es la pérdida del peso corporal, lo cual es especialmente importante para pacientes que padecen diabetes tipo 2 y que son obesos. Se ha observado que muchos de esos pacientes regresan a la normalidad, es decir, se han curado después de haber perdido suficiente peso y alcanzado su peso ideal. El mecanismo de este cambio es el aumento en el número de receptores de insulina al bajar de peso. Este aumento es muy efectivo para el control de la diabetes.

Aumento de la efectividad de la insulina

Además del control del peso, el ejercicio físico regular aumenta la efectividad de la insulina al disminuir los niveles de azúcar en la sangre y proporcionar glucosa al cuerpo. En los pacientes que padecen diabetes tipo 1 con una total deficiencia de insulina, el ejercicio reduce el requerimiento de insulina al aumentar la sensibilidad del cuerpo a dicha sustancia. En personas con diabetes tipo 2, en donde hay muy poca cantidad de insulina en el páncreas, el ejercicio aumenta la efectividad de la insulina presente en el cuerpo. Se ha observado que las personas obesas tienen muy pocos receptores celulares en comparación a aquellos cuyo peso es normal. Debido a la reducción en la cantidad de receptores, las células que requieren un suministro regular de glucosa para poder realizar sus actividades normales no son capaces de responder a la insulina contenida en el cuerpo. Esto da lugar a un excedente (exceso) del contenido de azúcar (glucosa) en la sangre, es decir, diabetes. Cuando una persona obesa baja de peso, aumenta el número de dichos receptores de insulina y así, todas y cada una de las células recibe su dosis regular de glucosa y se normaliza el nivel de glucosa en la sangre. Por ello, bajar de peso significa controlar, o incluso curar, la diabetes.

Menor riesgo de sufrir enfermedades del corazón

La diabetes se asocia a complicaciones a largo plazo de enfermedades del corazón debido al depósito de grasa en los vasos sanguíneos que reduce la circulación de la sangre y da lugar a infartos. El ejercicio protege al corazón pues mejora la eficacia del bombeo de sangre y aumenta los niveles de ciertos elementos protectores llamados lipoproteínas de alta densidad (HDL, por sus siglas en inglés) en la sangre. Estas HDL disminuyen directamente el contenido de grasa (colesterol) en la sangre y mejoran la circulación sanguínea.

Normalización de la presión arterial

Se sabe que la presión arterial alta está asociada a la diabetes. El ejercicio normaliza la presión porque mejora la circulación de la sangre en el corazón y los riñones y previene los depósitos de grasa en los vasos sanguíneos.

Aumento de la sensación de bienestar

Al reducir las tensiones mentales y físicas, el ejercicio aumenta la sensación de bienestar del paciente. Éste se siente activo, cómodo y alegre después del ejercicio regular.

Menor consumo de medicamentos y sus costos

El ejercicio reduce de manera indirecta la necesidad de usar medicinas, ya sea pastillas o inyecciones, gracias a la mejora del control de la diabetes. Esto también reduce los grandes gastos que se realizan para adquirir las medicinas.

Tipos de ejercicio

El médico debe evaluar a toda persona diabética en términos del tipo de ejercicio que debe hacer. Se hace un electrocardiograma (ECG) mientras el paciente hace ejercicio físico y se eleva su ritmo cardiaco. El ritmo cardiaco no debe exceder el 70% del ritmo objetivo (220 pulsaciones por minuto menos la edad). Por ejemplo, un diabético de 50 años no debe desarrollar un ritmo cardiaco de más de 119 pulsaciones por minuto mientras hace ejercicio. De esta manera se decide qué tipo de ejercicio debe realizar el paciente. Por lo general, los ejercicios se clasifican en leves, moderados o severos de la siguiente manera:

Leve: caminar, tareas del hogar, ciclismo, cuidar el jardín, navegación, trotar, golf.

Moderado: nadar, cricket o boliche, bádminton, voleibol, pin-pon, patinar, montar a caballo.

Severo: tenis, squash, correr (a 25km/h), patinar en hielo, esquiar, escalar.

Frecuencia y duración del ejercicio

Si se hace de forma regular, el ejercicio provoca condicionamiento del corazón, es decir, que hace menos esfuerzo que antes que se realizara alguna actividad. Esto previene infartos y mantiene a la persona en forma y fresca durante el día. Si no se hace ejercicio de manera regular se pierde el beneficio que se obtiene al hacerlo.

De manera que es necesario hacer ejercicio por lo menos tres veces por semana, es decir, en días alternados. La intensidad del ejercicio no debe provocar que el corazón exceda el ritmo cardiaco objetivo. Cada sesión de ejercicio debe durar por lo menos treinta minutos. También es importante hacer ejercicios de calentamiento y de enfriamiento antes y después de hacer ejercicio. Se dice que caminar y trotar son las mejores formas de hacer ejercicio, y las más seguras; la mejor hora para hacerlo es de quince a treinta minutos después de comer. Se cree que es un momento ideal puesto que los niveles de azúcar en la sangre están muy elevados y las probabilidades de desarrollar niveles bajos de azúcar en la sangre son muy escazas, siempre y cuando no se haga ejercicio durante más de dos horas. Esto es muy importante, sobre todo en el caso de pacientes que necesitan inyecciones de insulina y que son propensos a desarrollar bajos niveles de azúcar en la sangre. Estas personas no deben hacer ejercicios peligrosos como buceo, tirarse en paracaídas, patinar en hielo, etcétera. No se aconseja realizar ejercicios mientras se padece una enfermedad, ni en climas extremos, pero en caso de que sea esencial, el paciente siempre debe estar acompañado para evitar el descenso de los niveles de azúcar en la sangre.

El papel del yoga

El yoga es una antigua técnica india que integra la personalidad humana en niveles físico, mental, moral y espiritual.

Maharishi Patanjali definió al yoga como *Chitta Vritti Nirodha* o control de la mente y sus cambios.

Describió ocho aspectos del yoga que se usan para lograr una vida sana, feliz y espiritual, a saber:

- *Yama*, o principios morales como la no violencia, verdad, honestidad, celibato y ambición.
- *Niyama*, o reglas de disciplina como pureza, satisfacción, austeridad, introspección y dedicación a Dios.
- *Asanas*, o posturas del yoga.
- *Pranayama*, o control de la respiración.
- *Pratyhara*, o control de la mente y de los órganos de los sentidos.
- *Dharana*, o concentración.
- *Dhyana*, o meditación.
- *Samadhi*, o un estado de conciencia trascendental cuando el individuo se integra con el espíritu universal.

Desde el punto de vista del tratamiento, el yoga se divide en:

- *Yogasanas*
- *Kriyas yóguicas*
- *Pranayama*
- Meditación

Yogasanas

Los *yogasanas* se refieren a las posturas corporales del yoga que contribuyen en el desarrollo físico, mental y espiritual del individuo.

Existen muchas diferencias entre el ejercicio físico y los *yogasanas*, las cuales se presentan en el cuadro siguiente:

Diferencias entre el ejercicio físico y los yogasanas

	Ejercicio físico	**Yogasanas**
1. Movimiento del cuerpo	Movimientos rápidos.	Movimientos lentos y uniformes.
2. Grupos de edad	Restricciones en diferentes grupos de edad, en especial en gente mayor.	Puede ser practicado por hombre, mujeres y personas mayores.
3. Efecto positivo en el cuerpo	Fortalece los músculos.	Fortalece la mente y los músculos.
4. Resultado	Causa ansiedad, cansancio y fatiga.	Tonifica los nervios y los órganos internos del cuerpo.
5. Desarrollo del cuerpo y la mente	Principalmente ayuda al desarrollo del cuerpo.	No provoca fatiga ni cansancio.
6. Flexibilidad del cuerpo	Menor.	Desarrollo de cuerpo, mente y *prana*.
7. Interrupción	No puede interrumpirse repentinamente.	Mayor.
8. Dieta	Se requieren alimentos muy ricos.	Puede interrumpirse en cualquier momento. Alimentos simples y puros.
9. Prevención y cura de enfermedades	Prevención posible, cura no posible.	Tiene esos poderes.

Cómo ayudan los yogasanas *en el tratamiento de la diabetes*

- Todos los órganos abdominales, incluyendo el páncreas, son tonificados y mejoran la digestión y el metabolismo de los alimentos.
- Al mejorar el metabolismo se reducen los niveles de grasa y azúcar.
- Hay un condicionamiento y rejuvenecimiento adecuados del sistema neuroendócrino (hormonal), lo cual aumenta el efecto de la insulina y de otras hormonas.
- El sistema inmunológico se activa y así permite que el cuerpo soporte mayor estrés, incluyendo el ocasionado por las enfermedades.
- Se eliminan con facilidad las sustancias tóxicas acumuladas y los productos de excreción, lo cual mantiene al cuerpo en buena forma, fuerte y rejuvenecido.
- La práctica regular de *yogasanas* ayuda a controlar voluntariamente el ritmo cardiaco, la respiración, las excreciones, la temperatura corporal, el requerimiento de alimentos, el sueño, etcétera, y así proporciona un estado de autopreservación y conservación de energía.

Yogasanas *útiles para el tratamiento de diabetes*

Los siguientes *asanas* son muy útiles en el tratamiento de diabetes: *Dhanurasana, Paschimottanasana, Sarvangasana, Halasana, Bhujangasana, Ardhamatsyendrasana, Matsyasana, Shashankasana, Pawan Muktasana, Chakrasana, Salavasana* y *Mayurasana.*

A continuación se describen ciertos *asanas* importantes:

Dhanurasana o pose de arco

Técnicas

- Acostarse boca abajo (sobre el estómago) con la cara y la frente tocando el suelo, las piernas estiradas y los brazos a los costados.
- Exhalar y doblar las piernas, sostener los tobillos firmemente con las manos.
- Inhalar, elevar los muslos, el pecho y la cabeza de manera simultánea.
- El peso del cuerpo debe descansar sobre el ombligo, elevar la cabeza lo más alto posible y mirar hacia arriba.
- Mantener la postura el mayor tiempo posible mientras resulte cómoda.

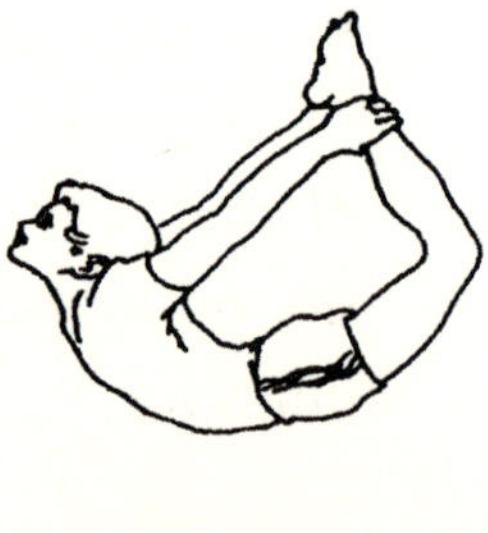

Fig. 7.1: Dhanurasana

- Algunos autores recomiendan mecerse sobre el abdomen con movimientos leves, el abdomen recibe el peso.
- Repetir la postura de tres a cinco veces.

Precauciones

- No deben realizar esta postura las personas que padezcan de presión arterial alta, desvío de disco, hernia, colitis, úlcera duodenal o enfermedades cardiacas.

Paschimottanasana o estiramiento de espalda

Técnicas

- Sentarse sobre el suelo con las piernas estiradas, los pies juntos y las manos sobre las rodillas.
- Relajar el cuerpo, lentamente flexionar la cadera hacia adelante, deslizando las manos por las

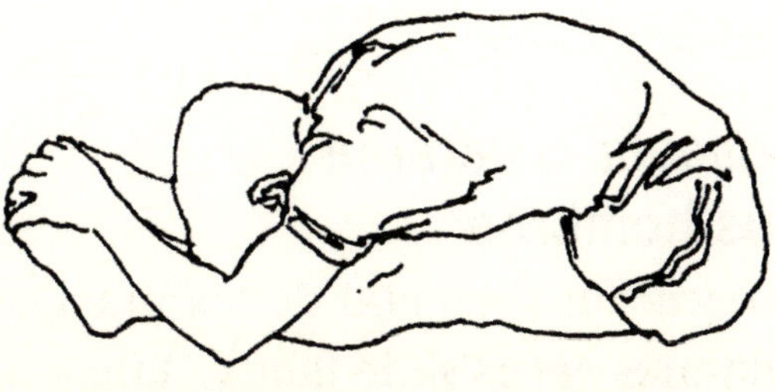

Fig. 7.2: *Paschimottanasana*

piernas. Con los dedos de las manos intentar agarrar los dedos de los pies. Si no es posible, sostener los tobillos o los talones o cualquier parte de las piernas a la que pueda llegarse cómodamente.

- Mantener esta posición durante unos segundos.
- Mantener estiradas las piernas, doblar los codos y bajar el tronco lentamente hacia las piernas sin soltar los dedos de los pies, tobillos o piernas. Tocar las rodillas con la frente y mantener la postura el mayor tiempo posible mientras resulte cómoda.
- Regresar lentamente a la posición inicial.
- Relajar y repetir el ejercicio de dos a tres veces.

Precauciones

- Las personas que padecen de desviación de disco lumbar, espondilitis o ciática no deben hacer este ejercicio.
- De igual manera personas con problemas cardiacos, hernia o quienes se hayan sometido a cirugía abdominal.

Sarvangasana o pararse sobre los hombros

Es el ejercicio fundamental de los practicantes de yoga y algunas veces se le llama "la madre de todos los *asanas*".

Técnicas

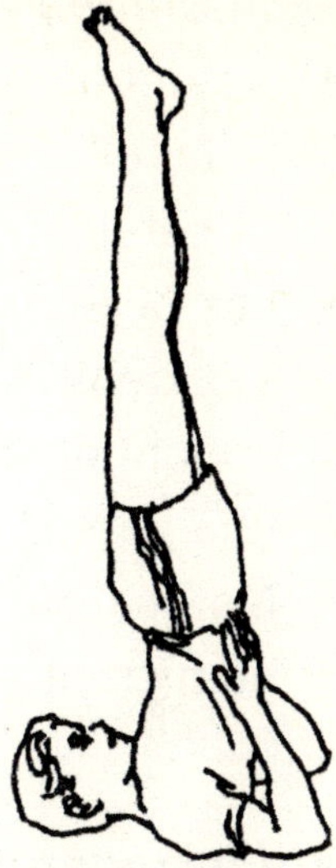

Fig. 7.3: ***Sarvangasana***

- Acostarse sobre la espalda con las piernas y los brazos rectos, los pies juntos y las palmas hacia abajo.
- Inhalar profundamente y elevar lentamente ambas piernas hasta que formen un ángulo recto con el cuerpo.
- Después de exhalar, hacer una pausa durante unos segundos.
- Inhalar y elevar las piernas, las nalgas y la espalda baja con la ayuda de los antebrazos, de manera que la barbilla presione el esternón. Así, todo el peso del cuerpo descansa sobre la cabeza, el cuello y los hombros y los brazos se usan para dar equilibrio.
- Enfocar la vista en los dedos gordos con la barbilla presionada contra el pecho y respirar lentamente.
- Mantener esta postura durante 2-3 minutos.
- Exhalar y bajar las piernas después de quitar las manos y las palmas.

Precauciones

- No deben practicarla personas con presión arterial alta, enfermedades cardiacas, espondilitis cervical o disco desviado.
- Las personas obesas, principiantes o que tengan debilidad en la columna o en los músculos abdominales deben apoyar las piernas contra una pared.
- No realizar esta postura durante el periodo menstrual y embarazo avanzado.

Bhujangasana o postura de la serpiente

Técnicas

- Acostarse sobre el estómago con las piernas rectas y los pies extendidos y juntos, y la frente contra el suelo.
- Inhalar, inclinar la cabeza hacia atrás y levantarla lentamente junto con los hombros arqueando el cuello y los músculos de la espalda.

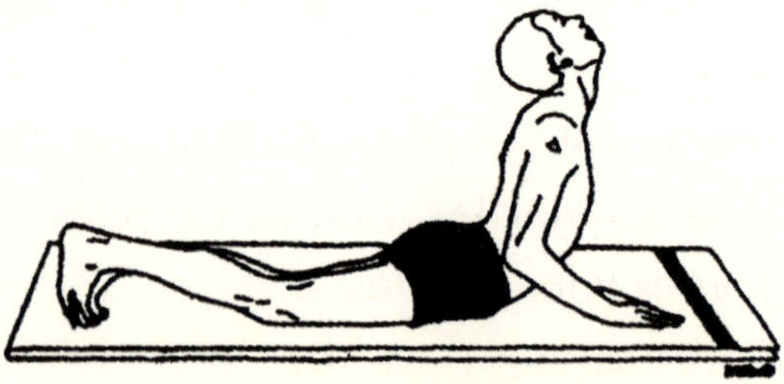

Fig. 7.4: *Bhujangasana*

- Con los brazos rectos, elevar el abdomen y el ombligo, con la cabeza orientada hacia arriba.
- Mantener la respiración y la postura durante unos segundos, el peso del cuerpo descansa en los brazos.
- Exhalar lentamente y regresar a la posición original. Repetir de dos a tres veces.

Precauciones

- No deben practicar esta postura personas que padecen hipertensión, úlcera péptica, hernia intestinal e hipertiroidismo.

Ardhamatsyendrasana giro espinal

Es un *asana* muy importante puesto que fortalece la flexibilidad lateral de la columna (hacia los lados) y ningún otro asana lo hace. Es muy útil para pacientes diabéticos.

Técnicas

- Sentarse en el suelo con las piernas extendidas hacia el frente y los pies juntos.
- Doblar la rodilla derecha y colocar el talón cerca de la nalga izquierda.
- Doblar la rodilla izquierda y colocar el pie en la parte exterior de la rodilla derecha.

- Girar el tronco y voltear hacia el hombro izquierdo, colocar el brazo izquierdo por detrás de la espalda.
- Sostener el tobillo izquierdo con la mano derecha.
- Sostener la pierna izquierda con la mano izquierda.
- Algunos autores aconsejan colocar la mano derecha debajo de la rodilla izquierda y unir la palma de la mano izquierda.
- Mantener la posición final durante unos segundos y volver a la posición original.
- Repetir hacia el otro lado.

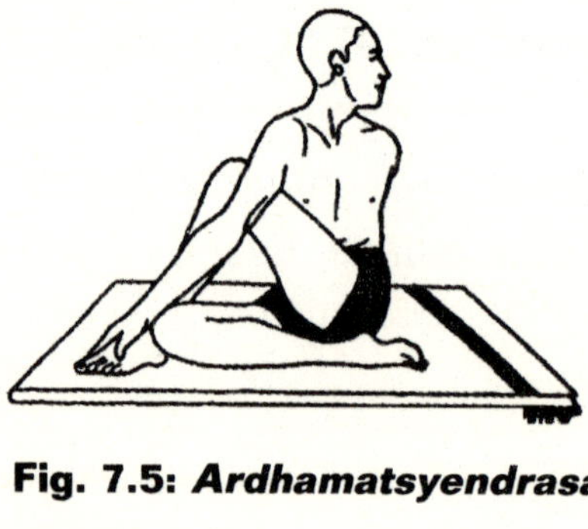

Fig. 7.5: *Ardhamatsyendrasana*

Precauciones

- Este *asana* debe realizarse de manera lenta y firme sin ejercer presión en la columna.
- I as personas que padecen úlcera péptica, hernias, hipertiroidismo, ciática y las embarazadas deben realizar este asana sólo bajo supervisión de un experto.

Kriyas yóguicas

Las *kriyas yóguicas* son una parte muy importante del *hatha yoga* pues ayudan a eliminar las toxinas acumuladas en el cuerpo. El cuerpo es como una máquina que debe ser limpiada continuamente y debe mantenerse en perfectas condiciones. Las *kriyas yóguicas* son seis y con frecuencia se les llama *shat kriyas*:

- *Neti*
- *Kapalbhati*
- *Dhauti*
- *Nauli*
- *Basti*
- *Trataka*

Las *kriyas* que son útiles en el tratamiento de diabetes son *kapalbhati, vaman dhauti* o *kunjal kriya* y *nauli*.

Kapalbhati **(limpieza frontal del cerebro)**

Kapalbhati Es básicamente una técnica del *pranayama,* aunque otros textos del yoga la clasifican como parte de los *Shatkarmas.* Consta de tres tipos: *vatkrama kapalbhati, vyutkrama kapalbhati* y *sheetkrama kapalbhati.*

Vatkrama kapalbhati

Es la técnica más usada para el tratamiento de la diabetes.

Técnicas

- Sentarse en una *asana* (postura de yoga) cómoda, con la cabeza y la columna rectas, las manos apoyadas sobre las rodillas.
- Cerrar los ojos y relajar el cuerpo.
- Inhalar profundamente por los orificios nasales expandiendo voluntariamente el abdomen, exhalar con una contracción de los músculos abdominales haciendo un siseo.
- La siguiente inhalación sucede de manera pasiva permitiendo que los músculos abdominales se expandan espontáneamente sin esfuerzo alguno.
- Después de completar diez respiraciones rápidas, inhalar y exhalar profundamente para completar una ronda.
- Realizar de tres a cinco rondas como la anterior.

Precauciones

- La respiración rápida de esta técnica debe ser desde el abdomen y no desde el pecho.
- Debe practicarse después de las *asanas* y de preferencia con el estómago vacío o tres o cuatro horas después de los alimentos.
- Si se experimenta dolor o mareo es necesario detenerse un momento y continuar después.
- Las personas que padecen enfermedades cardiacas, presión arterial alta, vértigo, epilepsia,

ataques al corazón, hernias o úlcera péptica no deben practicar las *kapalbhati*.

Vaman dhauti o *kunjal kriya*

Técnicas

- Mezclar un litro de agua tibia con anís, cardamomo y un poco de sal.
- Beber el agua lo más rápido posible hasta sentir una sensación de náusea.
- Levantarse de inmediato, inclinarse hacia el frente, meter tres dedos de la mano derecha a la boca y tocar la campanilla hasta inducir el vómito.

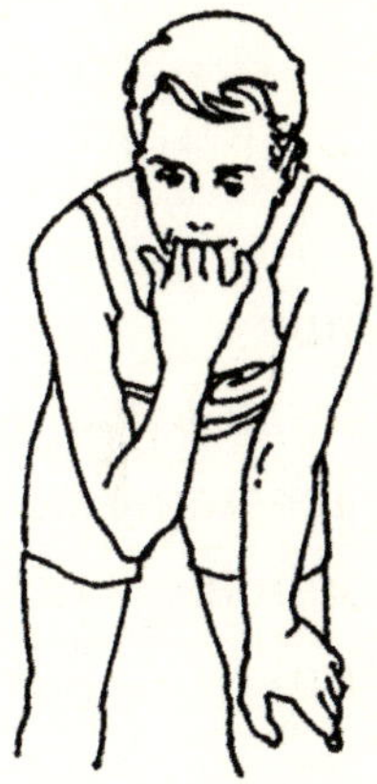

Fig. 7.6: *Kunjal Kriya o Vaman Dhauti*

- Continuar el proceso hasta que salga toda el agua.
- Repetir una vez por semana.

Precauciones

- Este proceso debe hacerse temprano por la mañana y con el estómago vacío.
- Después de realizarlo, no se debe ingerir ningún alimento, por lo menos en la siguiente media hora.

- Cortar bien las uñas de los dedos y lavar las manos con agua y jabón antes de llevar a cabo el procedimiento.
- Las personas que padecen úlceras estomacales, enfermedades oculares, problemas cardiacos, infarto o hernia deben evitar este procedimiento.

Nauli

Es una *kriya* del yoga para dar masaje al abdomen y al estómago al contraer y ondear los músculos abdominales, en especial el músculo recto del abdomen.

Técnicas

- Pararse derecho con un metro de separación entre los pies.
- Inclinarse hacia adelante y colocar las manos en ambos muslos, justo por arriba de las rodillas.
- Inhalar profundo, mantener el aire dentro e inclinar la cabeza hacia abajo. Presionar la barbilla contra el esternón y elevar los hombros hacia arriba y adelante (*jalandhar bandh*).
- Exhalar profundamente, elevar el diafragma y el pecho contrayendo la pared abdominal contra la columna, formando una cavidad hueca (*uddiyana bandh*)

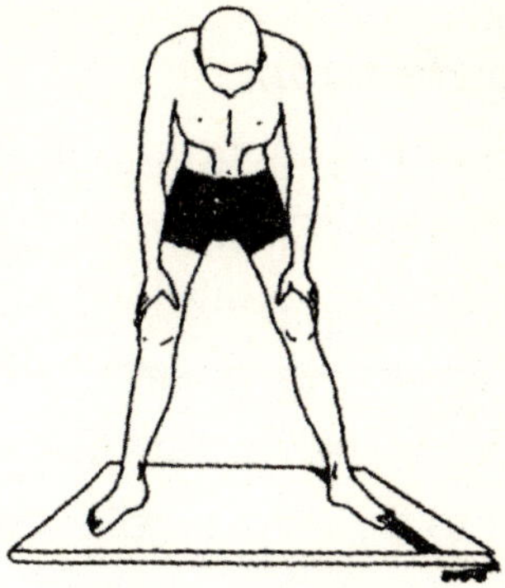

Fig. 7.7: ***Nauli***

- Presionar los muslos con ambas manos hasta que el músculo recto del abdomen sobresalga en el centro del hueco del abdomen. Ésta es la etapa I o *madhyamna nauli.*
- Mover el músculo recto del abdomen hacia el lado izquierdo del abdomen, presionando con fuerza el muslo izquierdo con la mano izquierda. Es la etapa II o *vama nauli.*
- De la misma forma, mover el músculo recto del abdomen hacia el lado derecho del abdomen. Ésta es la etapa III o *Dakshina nauli.*
- Rodar el músculo recto del abdomen de manera que se mueva de izquierda a derecha sin exhalar.
- Exhalar, relajar y después de respirar normalmente unas cuantas veces, repetir el proceso de rodar el músculo de derecha a izquierda.

Precauciones

No deben intentarlo personas que padecen enfermedades cardiacas, hipertensión, hernia, cálculos biliares, úlcera péptica, ni después de cirugía abdominal o durante el embarazo.

Pranayama

Definición

El término *pranayama* se deriva de dos palabras en sánscrito: *prana* y *ayama*. *Prana* significa aliento, vida, vitalidad, aire, poder o energía. *Ayama* denota extensión, abstinencia, regulación, control o restricción. De manera que pranayama es el acto de controlar la respiración y un intento de controlar el flujo del *prana* o fuerza vital en el cuerpo humano.

Estados del *pranayama*

El *pranayama* consta de cuatro estados:

- *Puraka* o fase de inhalación: inhalación prolongada, lenta, controlada y constante.
- *Kumbhaka* o fase de sostener el aliento: suspensión y retención controlada del aliento después de la inhalación.
- *Rechaka* o fase de exhalación: exhalación prolongada, lenta y controlada.
- *Shunyaka* o fin de la respiración: aguantar la respiración después de la exhalación.

Reglas para el *pranayama*

- De preferencia practicarlo al aire libre o dentro de una habitación limpia, tranquila y bien ventilada.

- La mejor postura y la más cómoda para el *pranayama* es en *padmasana* o flor del loto.
- El lugar donde se practica debe ser ordenado y limpio, sin distracciones.
- No debe practicarse en un lugar con mucha gente y donde no haya aire puro. Puede hacerse a la orilla de un río.
- La mejor hora para practicarlo es temprano, en la mañana, cuando el aire es puro y hay oxígeno. Si no es posible, hacerlo en la tarde después de la puesta de sol.
- No usar ropa ajustada, sino ropa holgada y cómoda.
- No fumar por lo menos durante una hora antes de la práctica.
- Debe hacerse con la guía de un experto.
- Hacerlo después de haber dormido y descansado bien.
- La respiración se hace sólo por los orificios nasales.
- Las personas que levantan grandes pesos no deben hacer la práctica de mantener la respiración.
- No practicar el *pranayama* mientras se está caminando o acostado.
- Debe haber un lapso de tiempo de tres horas por lo menos entre la toma de la medicina y el comienzo del *pranayama*.

- La sensación de mareo mientras se practica el *pranayama* puede deberse a un exceso o un error en la práctica.
- El *pranayama* debe realizarse después de las *asanas* y antes de la meditación.
- Tomar un baño antes de comenzar la práctica o por lo menos lavarse las manos, la cara y los pies. Después del *pranayama* no bañarse en la siguiente media hora, por lo menos, para permitir que la temperatura corporal se normalice.
- Debe realizarse con el estómago vacío o de tres a cuatro horas después de ingerir alimentos.
- No realizar ningún esfuerzo inadecuado puesto que los pulmones son órganos muy delicados y pueden lesionarse con facilidad.
- Algunas personas pueden presentar síntomas como comezón, hormigueo, calor o frío, sensación de pesadez, estreñimiento o reducción en la cantidad de orina al practicar el *pranayama*. Dichos síntomas generalmente desaparecen con la práctica regular; si persisten consultar a un experto en yoga.

Beneficios del *pranayama*

- Mejora la función de los pulmones gracias a la mayor oxigenación de los vasos sanguíneos de los pulmones así como de todas sus partes.
- Aumenta la capacidad pulmonar de inhalar y exhalar aire.

- Mantener la respiración puede entrenar al cuerpo a que tolere menores cantidades de oxígeno, como al escalar una montaña.
- Mejora la irrigación sanguínea al corazón y al cerebro.
- Mejora la concentración mental y la relajación del cuerpo.
- Limpia y purifica la nariz, los senos nasales y los conductos respiratorios.
- Mejora la digestión gracias al aumento de irrigación sanguínea y a la presión del diafragma en los órganos abdominales. En casos de diabetes, se rejuvenece la función del páncreas y se eliminan las sustancias tóxicas del tracto digestivo.
- Se cree que el *plavini pranayama* ejerce control sobre el apetito y la sed.

El *pranayama* en el tratamiento de la diabetes

Nadi shodhana pranayama, bhastrika, sheetali y *sheetakari.*

Nadi shodhana pranayama o anuloma-viloma

Técnicas

- Sentarse en una postura de meditación cómoda, de preferencia en flor de loto, con la cabeza y la columna rectas.

- Cerrar los ojos, relajar el cuerpo y respirar durante unos momentos.
- Colocar el dedo índice y medio en el centro de las cejas y el pulgar y el anular sobre los orificios nasales derecho e izquierdo respectivamente. Estos dos dedos controlan el flujo de aire en los orificios nasales al presionar alternadamente sobre un orificio, bloqueando el paso del aire, y después sobre el otro. Esta técnica se llama *nasikagra mudra*.

Paso I

- Cerrar el orificio nasal derecho con el pulgar y respirar con el orificio izquierdo, contar mentalmente uno, dos, tres. De igual manera, cerrar el orificio izquierdo con el dedo anular y quitando el pulgar del orificio derecho y exhalar, contando mentalmente uno, dos, tres. El tiempo de inhalaciones y exhalaciones debe ser igual.
- Repetir el procedimiento inhalando por el orificio nasal derecho y exhalando por el izquierdo. Así se completa una ronda. Practicar diez rondas.
- Lentamente aumentar la cuenta hasta 12:12 para inhalación/exhalación. A continuación cambiar la proporción a 1:2, es decir, inhalar contando hasta cinco y exhalar contando hasta diez, aumentar la proporción hasta 12:24.

Paso II

Después de dominar el paso I, practicar este paso.

- Cerrar el orificio nasal derecho, inhalar por el izquierdo contando hasta cinco. Cerrar ambos orificios y mantener el aire en los pulmones contando hasta cinco. Abrir el orificio derecho, inhalar un poco y exhalar lentamente contando hasta cinco.
- Repetir inhalando por el orificio derecho, mantener el aire e inhalar por el orificio izquierdo. Repetir diez rondas.
- Aumentar la proporción de 1:1 para inhalar, mantener y exhalar a 1:1:2, luego 1:2:2, 1:3:2 y 1:4:2.

Paso III

- En este paso, la inhalación comienza por el orificio nasal izquierdo, como en el paso anterior, seguida del mantenimiento (aguantar la respiración) y de la exhalación con el orificio derecho, seguida de otro mantenimiento.

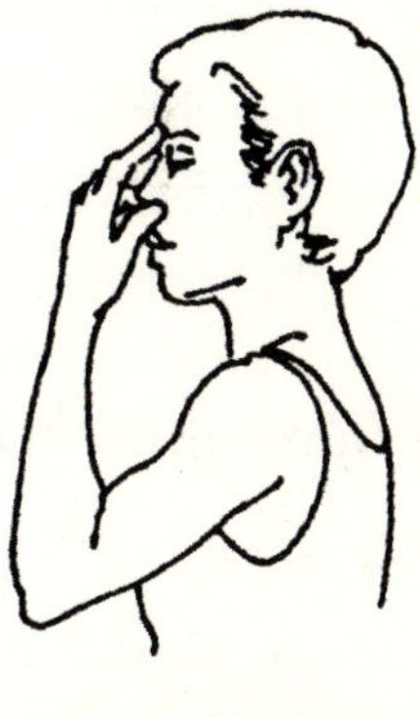

Fig. 7.8: *Nadi Shodhana Pranayama*

- El proceso también se repite como en el paso anterior, con la inhalación por el orificio derecho, y se completan diez rondas.

- La relación comienza de la misma manera, 1:1:1:1 y se aumenta a 1:4:2:2; la duración también aumenta de cinco hasta el límite máximo que resulte cómodo.

Precauciones

- La respiración debe ser libre y no forzada.
- Nunca se debe respirar por la boca.
- Es mejor realizar esta técnica bajo la guía de un experto.
- Detener el procedimiento si se presenta cualquier señal de incomodidad.
- La mejor hora para practicarlo es temprano en las mañanas, después de los *asanas*.
- Este *pranayama* debe durar de diez a quince minutos diariamente y comprender de cinco a diez rondas.
- Las personas que padezcan hipertensión o enfermedades cardiacas deben evitar mantener la respiración en este *pranayama*.

Bhastrika Pranayama

Técnicas

- Sentarse en cualquier postura para meditar cómoda, con las manos descansando sobre las rodillas en *gyana mudra* (con las palmas hacia arriba, unir el dedo índice con el pulgar).
- Mantener la cabeza y la espalda rectas, cerrar los ojos y relajar todo del cuerpo.

- Usar el *nasikagra mudra* para cerrar el orificio nasal derecho con el pulgar.
- Inhalar y exhalar enérgicamente, sin hacer un gran esfuerzo, por el orificio izquierdo alrededor de diez veces. El abdomen debe expandirse y contraerse rítmicamente con la respiración.
- Cerrar el orificio izquierdo y respirar rápida y enérgicamente por el orificio derecho.
- Es posible respirar de manera similar por ambos orificios al mismo tiempo.
- Al final de cada procedimiento se puede mantener la respiración hasta 30 segundos.

Precauciones

- Durante el *bhastrika* sólo el abdomen debe moverse, no el pecho ni los hombros.
- La respiración debe ser desde el abdomen y no desde la garganta o desde el pecho.
- Detener el *pranayama* si hay sensación de mareo, vómito o transpiración excesiva.
- Evitar respiraciones violentas, contracciones faciales y temblor excesivo del cuerpo.
- Las personas que padecen hipertensión, enfermedades cardiacas, úlcera duodenal, hernia, infartos, epilepsia o vértigo no deben realizar el *bhastrika*.
- Practicar el *neti* si los orificios nasales están bloqueados con mucosidad.

Sheetali pranayama

Técnicas

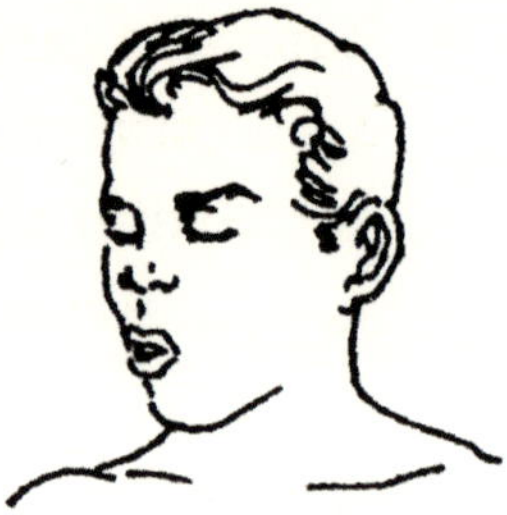

Fig. 7.9: *Sheetali Pranayama*

- Sentarse en una postura cómoda para meditar, con las manos sobre las rodillas haciendo un *gyana mudra*.
- Cerrar los ojos y relajar el cuerpo.
- Sacar la lengua y enrollarla de los lados hacia el centro, en forma de taco.
- Inhalar lenta y profundamente a través de la lengua hasta llenar los pulmones por completo.
- Después de completar la inhalación, meter la lengua, cerrar la boca y exhalar por la nariz.
- Repetir el ejercicio de cinco a diez veces.
- Aumentar gradualmente las rondas hasta completar 15 o más, así como la duración de cada inhalación/exhalación.

Precauciones

- No practicar esta técnica en una atmósfera sucia y contaminada puesto que respirar ese aire por la boca, lo transporta directamente a los pulmones.
- Este *pranayama* no es recomendable para personas que padezcan presión arterial baja o

desórdenes respiratorios, como asma o bronquitis.

- La gente que padece estreñimiento debe evitar este *pranayama.*
- Evitar el *sheetali pranayama* durante el invierno o en climas fríos.

Sheetkari pranayama

Técnicas

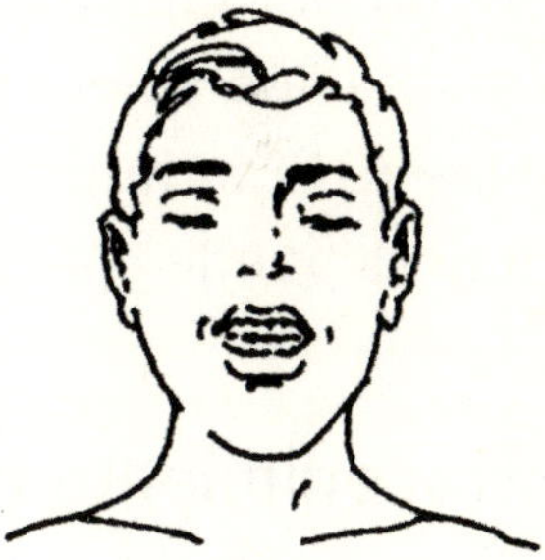

Fig. 7.10: ***Sheetkari Pranayama***

- Sentarse cómodamente y relajar todo el cuerpo.
- Cerrar ligeramente la boca, dejar los labios separados.
- Presionar ligeramente la punta de la lengua contra los dientes frontales inferiores, inhalar lentamente por la boca haciendo un siseo.
- Después de una inhalación completa retirar la lengua y cerrar la boca, exhalar lentamente por ambos orificios.
- Completar de cinco a diez rondas.

Precauciones

Las mismas que con el *sheetali pranayama.* No deben practicarlo personas que padezcan infecciones en los dientes y encías, que les falten dientes o que tengan dentadura postiza.

Meditación

Definición

Patanjali, el maestro original del yoga describió la meditación como "El pensamiento ininterrumpido de un pensamiento". Swami Vivekanada dijo "La meditación es el enfoque de la mente sobre algún objeto. Si la mente se concentra en un objeto, entonces puede concentrarse en cualquier objeto".

Procedimiento básico de la meditación

En las diferentes religiones, comunidades y sectas existen variaciones en el procedimiento de la meditación, aunque el procedimiento básico es casi igual en la mayoría de los casos. El objetivo de la meditación es aislar la mente y los sentidos del ambiente que les rodea, y enfocar la atención en cualquier objeto.

La meditación se hace siguiendo estos pasos:

Relajación completa

La relajación completa se refiere a la suspensión consciente de todos los movimientos del cuerpo que da como resultado la relajación del músculo esquelético y la ausencia de tensión en el cuerpo.

Las posturas pueden ser sentado, como *padmasana*, *sukhasana* y *vajrasana*, o de pie.

- Mantener la postura, con la columna y el cuello rectos, relajar todo el cuerpo.
- Concentrar la mente en cada parte del cuerpo, una por una, comenzando desde los dedos de los pies hasta la cabeza.
- Permitir que cada parte del cuerpo se relaje y sentir que se ha relajado por completo.

Percepción de la respiración

- Concentrarse completamente en la respiración; respirar lenta, profunda y rítmicamente.
- Concentrarse en el punto donde se encuentran ambos orificios nasales y percibir la entrada y la salida de la respiración.
- Concentrarse en el ombligo y ser consciente de la contracción y la expansión de los músculos abdominales durante la exhalación y la inhalación respectivamente.
- Durante la meditación se puede practicar la respiración alternada sin provocar distracciones o incomodidad.

Ser consciente de las partes del cuerpo

- Concentrarse en cada parte del cuerpo, una por una, percibiendo las sensaciones y las vibraciones de cada parte. Comenzar por el dedo gordo del pie derecho y seguir hacia arriba por la parte delantera y terminar por la cabeza, enfocándose en cada parte.

- Percibir el cuerpo como una unidad mientras se está sentado o mientras se incorpora para quedar de pie.

Ser consciente de los chakras *o centros de energía*

- Sentado en una postura relajada, enfocar la atención en los siete *chakras* o centros de energía, comenzando por el *chakra muladhara* o *shakti* kendra (en la zona cerca del pubis).
- Imaginar que las vibraciones fluyen desde el *chakra muladhara* hacia arriba, hasta el *chakra sahasra* o *jyoti kendra* (por encima de la cabeza).

Ser consciente de los colores síquicos

Los *chakras* o centros de energía se activan al visualizar ciertos colores que son capaces de producir vibraciones específicas. Esto se logra por medio de la meditación y de una práctica regular.

Al percibir los diferentes *chakras* o centros de energía es necesario visualizar el color particular específico para dicho *chakra* (ver la siguiente tabla). Lo anterior ayuda a activar estos centros y a aumentar sus funciones fisiológicas.

Núm.	Chakra/centro de energía	Ubicación	Órgano correspondiente
1.	*Chakra Muladhara* o *Shakti Kendra* (centro de energía).	Extremo inferior de la columna y los genitales.	Gónadas- testículos/ovarios.
2.	*Chakra Swadhisthana* o *Taijasa Kendra* (centro de bioelectricidad).	Por debajo del ombligo.	Glándulas suprarrenales, bazo.
3.	*Chakra Manipura.*	Por arriba del ombligo.	Páncreas e hígado.
4.	*Chakra Anahata* o *Ananda Kendra* (centro del gozo).	Pecho y región del corazón.	Timo.
5.	*Chakra Vishuddi/ Kendra* (centro de pureza).	Garganta y parte trasera del cuello.	Glándulas tiroides y paratiroides.
6.	*Chakra Ajna* o *Kendra* (centro de la intuición).	Centro *darshan* de las cejas.	Glándula pituitaria.
7.	*Chakra Sahasra* o *Jyoti Kendra* (centro de iluminación).	Por encima de la cabeza.	Glándula pineal.

Autosugestión y decretos

El término autosugestión se refiere a la repetición de la mención de una frase, como "El dolor de mi rodilla desaparece" o "Mi dolor de cabeza ha desaparecido", etcétera. La autosugestión ayuda a fortalecer la fe, la creencia y la tolerancia para soportar las enfermedades y sus efectos. También

Núm.	Chakra/centro de energía	Color para visualizar
1.	Chakra *Muladhara* o *Shakti Kendra.*	Rojo
2.	Chakra *Swadhisthana* o *Taijasa Kendra.*	Naranja
3.	Chakra *Manipura.*	Amarillo
4.	Chakra *Anahata* o *Ananda Kendra.*	Verde
5.	Chakra Vishuddi/ Kendra.	Azul
6.	Chakra *Ajna* o *Kendra.*	Violeta
7.	Chakra Sahasra o Jyoti Kendra	Blanco

provoca cambios fisiológicos que debilitan la fuerza de la enfermedad, el desequilibrio mental y los problemas emocionales.

La palabra decreto se refiere a constituir una actitud positiva ante la vida, puede hacerse repitiendo "No robaré" o "Diré la verdad" o "Seré el primer lugar de la clase", etcétera.

La repetición de dicho decreto ayuda a vencer actitudes negativas, desórdenes sicológicos y a desarrollar actitudes positivas como honestidad, concordia, valentía, tolerancia, amor, empatía, etcétera.

Papel de la meditación en el tratamiento de la diabetes

- Al concentrarse en el "chakra manipura", que es el centro de energía del páncreas, se reactiva el páncreas perezoso y aumenta su función, en especial la secreción de insulina. Se requiere práctica regular y concentración, pero los resultados son permanentes.

- De manera similar, el "chakra manipura" se activa al visualizar el color "amarillo" que produce vibraciones positivas en el páncreas y así activa su estado funcional.
- Durante la fase de autosugestión, la persona diabética debe repetir varias veces "Mi diabetes está controlada y los niveles de azúcar en mi sangre están en valores normales" o "Mi páncreas trabaja perfectamente y mi diabetes está controlada". Estas afirmaciones ayudan a provocar cambios fisiológicos en el cuerpo, debilitan la insensibilidad de la insulina y aumentan su producción en el cuerpo.
- La práctica regular de la meditación estabiliza y fortalece el sistema neuromuscular, el neuroendócrino y el inmunológico, mantiene al cuerpo con buena salud y controla la diabetes.
- Eliminar el estrés pues ayuda a la gente a controlar los pensamientos y las emociones negativos, que son uno de los factores que ocasionan diabetes.

Naturopatía o cuidado natural

La naturopatía o cuidado natural es la técnica que sigue las leyes de la naturaleza y explota los recursos naturales como el sol, el aire, el agua y la tierra para curar las diferentes enfermedades que afectan al hombre.

Las ramas de la naturopatía que son útiles para el tratamiento de la diabetes son hidroterapia, terapia con barro y masajes.

Hidroterapia

El agua es esencial para la vida. No sólo alivia la sed sino que posee ciertas propiedades medicinales gracias a su rico contenido mineral. El agua contiene cobre, carbón, azufre, fósforo, yodo, calcio y otros químicos y minerales importantes de valor medicinal.

¿Cómo funciona la hidroterapia en el tratamiento de la diabetes?

- El agua caliente sirve para eliminar la congestión de sangre alrededor del páncreas y de los órganos que lo rodean y así aumenta la circulación sanguínea a esa área.
- El agua fría reduce la hinchazón y la inflamación, relaja los vasos sanguíneos en el abdomen y así normaliza la circulación de la sangre.
- Elimina la inactividad del páncreas y activa su función de digestión y metabolismo.
- Elimina la acumulación de toxinas y productos de desecho en y alrededor del páncreas.

Tipos de hidroterapia usados para el tratamiento de la diabetes

Compresas calientes

Se utiliza una venda o paño de aproximadamente tres metros de largo y treinta centímetros de ancho, se coloca en agua fría durante unos minutos. Después de exprimirlo y quitarle el exceso de agua, se coloca alrededor del ombligo. Se envuelve con otro paño grueso seco para evitar el paso del aire y ayudar a la acumulación del calor corporal. Debe permanecer durante una hora para que transpire. Después de quitar la compresa, frotar el área con un paño húmedo y secarlo con una toalla.

Fricción

El paciente debe estar sentado y sus pies dentro de un recipiente con agua caliente que le llegue a los tobillos. Lavarse la cara con agua fría. Colocar agua con hielos en un recipiente y empapar una toalla de manos. Frotar vigorosamente cada parte del cuerpo con la toalla. Después, cubrir el cuerpo con una toalla seca más grande y frotar de nuevo. Para los pacientes con diabetes es muy útil realizar este tipo de baño durante las mañanas.

Baño de asiento

Se usa un tipo especial de tina en la que el agua cubre sólo la cadera y el abdomen cuando el paciente se sienta sobre ella. Se usan dos tinas, una se llena con agua caliente entre 40 y 45°C y la otra con agua fría entre 10 y 20°C. El paciente se sienta alternadamente en la tina con agua caliente durante cinco minutos y en la de agua fría durante tres minutos. Es necesario mantener la cabeza y el cuello fríos con una compresa fría. Para terminar el tratamiento se rocía agua fría en la cadera.

Baño de vapor

El baño de vapor es la forma más importante de hidroterapia pues elimina las toxinas de la piel al inducir el sudor. Puede hacerse en una cabina especial o en casa. En casa utilizar un recipiente de tamaño suficiente para sumergir las piernas hasta las rodillas con agua caliente. La temperatura del agua debe mantenerse moderada. El paciente se sienta en ropa interior sobre un banco, con ambas piernas sumergidas en el agua y con una toalla mojada con agua fría sobre la cabeza. El cuerpo entero debe ser cubierto con una cobija gruesa hasta la altura del cuello. Después de 15 o 20 minutos, quitar la cobija y tomar un baño con agua fría.

Terapia de barro

La tierra nos da alimento –nuestra principal fuente de energía–. De la misma manera, la tierra en forma de lodo o barro en compresas o emplastes y los baños de barro ayudan en el tratamiento y prevención de muchas enfermedades.

En el caso de la diabetes, el problema principal radica en la falta del metabolismo de los carbohidratos o azúcares y éstos se acumulan en el cuerpo. La terapia de barro ayuda a la activación del metabolismo porque estimula los sistemas endócrino y digestivo. También ayuda a eliminar las impurezas y las toxinas del cuerpo.

Cómo utilizar el barro

- Utilizar barro comercial o barro blanco. Esparcirlo bajo el rayo del sol y dejar que se seque. Si es demasiado pegajoso hay que añadir un poco de arena. Colarlo bien y eliminar las piedras, la tierra y cualquier partícula extraña. Para obtener mejores resultados disolver el barro en agua y dejarlo reposar durante la noche, filtrarlo con un paño limpio y dejar secar.
- Manipular el barro con un palo o espátula limpios y nunca con las manos.
- En los días de mucho calor, el barro se disuelve en agua fría o en hielo para obtener mejores resultados; en los días que haga mucho frío, debe tener una temperatura agradable.
- Si se trata de barro caliente, hervir bien el agua y añadirla al barro.

- El barro que se disuelve una noche antes de usarlo debe quedar bien tapado para evitar que se contamine con polvo, suciedad, piedras e impurezas.
- No se debe reutilizar el barro que se ha usado para terapia de barro.

Terapia de barro en el tratamiento de diabetes

Emplaste de barro

El barro o arcilla se disuelve en agua caliente, de preferencia, hasta que se forma una pasta gruesa. Se aplica esta pasta en el abdomen, alrededor del ombligo (sin ropa). El tamaño promedio del emplaste es de 30cm de largo y 20 de ancho, con un grosor de 3cm. El tamaño del emplaste varía en el caso de personas obesas y niños.

Después de aplicar el emplaste, se cubre al paciente con un paño de algodón o lana, dependiendo de las condiciones del clima. El paciente debe permanecer con el emplaste de 30 a 90 minutos seguidos de un baño y debe secarse bien.

El emplaste debe aplicarse dos horas antes de ingerir alimentos o de tres a cuatro horas después.

Baño de barro

Se puede tomar un baño de barro con barro o lodo de un lugar que haya estado directamente expuesto a la luz del sol y al aire libre, sin fertilizantes y adecuadamente hidratado. Se mezcla el barro o lodo con un poco de arena y agua, y se aplica a todo el cuerpo por la mañana. La persona debe permanecer al rayo del sol leve de 30 a 40 minutos y aplicar más barro cada vez que se seque. Al terminar se toma un baño con agua fresca.

En algunos centros existen tinas especiales en las que la gente se sumerge en el barro hasta la barbilla. Así pueden recostarse cómodamente en la tina durante sesiones de 30 minutos y bañarse después.

Masaje

Un masaje es una forma excelente de ejercicio pasivo y una cura para muchos males. Es parte integral de la naturopatía y del ayurveda.

Tonifica al sistema nervioso pues activa todas y cada una de las partes del cerebro. Acelera la eliminación de toxinas y de materiales de desecho del cuerpo a través de los pulmones, riñones, intestinos y la piel. También mejora la circulación sanguínea, la digestión y el metabolismo.

Masajes útiles para el tratamiento de la diabetes

- Compresión
- Palmadas
- Golpeteo
- Vibraciones

Compresión

Es una técnica muy importante de masaje que se usa en el tratamiento de la diabetes. Usando ambas manos se ejerce una presión profunda en el abdomen, en especial alrededor del ombligo. Esta técnica se hace de diez a quince minutos con el estómago vacío preferentemente y por las mañanas.

Produce un incremento en el flujo de sangre al páncreas y a otros órganos, lo cual mejora el proceso de digestión y absorción de nutrientes. Un masaje regular puede estimular las células perezosas de los islotes del páncreas y aumentar la actividad metabólica.

Palmadas

Es un movimiento pesado que se usa sobre el hígado y el páncreas. El paciente se recuesta sobre su espalda y el operador está a su lado derecho, con el paciente frente a él. Con una cobija se cubre el abdomen superior. El operador (naturópata) golpea el abdomen con la parte interna de la mano y los dedos ligeramente cerrados. La fuerza se transmite desde el hombro.

La técnica de las palmadas produce una simulación mecánica de las células de los islotes del páncreas, donde se estimula la secreción de insulina y mejora su actividad.

Golpeteo

Es similar a las palmadas excepto que se usan ambas manos de manera alternada sobre el abdomen y la intensidad es ligeramente mayor.

Sólo un naturópata experto debe realizar esta técnica.

Vibraciones

Con una o dos manos se dan vibraciones en el abdomen. Con movimientos ligeros de los dedos o las muñecas se hace una ligera agitación del abdomen. Estos movimientos tienen un efecto tranquilizador en el abdomen y estimulan la secreción de los jugos gástricos y de hormonas.

Se pueden hacer vibraciones más bruscas si se coloca una mano en la espalda (columna) y la otra en el abdomen, se mueven ambas manos conteniendo el aliento después de la exhalación.

Aceites medicinales

Para el tratamiento de la diabetes, el masaje con ciertos aceites da excelentes resultados. Los aceites que se usan más comúnmente son el aceite de semilla de algodón, de ajonjolí, de ricino, de mostaza, de oliva y de coco. Para obtener mejores resultados, estos aceites se combinan con eucalipto, alcanfor, almizcle o mirra.

El aceite de jojoba junto con aceites esenciales como cedro, pino, almizcle, canela, junípero, albahaca, jengibre, comino, pimentón, clavo, pepitas de uva, aguacate y canola, dan muy buenos resultados para los pacientes diabéticos.

Por lo general se usan calientes y se aplican en el área del abdomen, especialmente alrededor del ombligo, de quince a veinte minutos, con el estómago vacío y seguido de un baño caliente.

Tratamiento médico (alópata)

Existen cuatro tipos de tratamiento médico y el paciente puede cambiar de un grupo a otro temporal o permanentemente, dependiendo de la severidad de la enfermedad, de la respuesta al tratamiento y de las situaciones especiales.

Los cuatro tipos de tratamiento son:

1. Dieta.
2. Dieta + tabletas (orales).
3. Dieta + inyecciones de insulina.
4. Dieta + insulina + tabletas.

Diferentes tipos de diabéticos y su tratamiento

Tipos de diabéticos	Tipos de tratamiento
1. Diabético joven (< 40 años).	Dieta + insulina.
2. Mediana edad y mayor (obeso) (> 40 años).	Dieta o dieta + tabletas o dieta + insulina.
3. Mediana edad y mayor (no obeso) (> 40 años).	Dieta + tabletas o dieta + insulina.
4. Embarazadas.	Dieta + insulina.
5. Durante cetosis, operaciones, infecciones, diabetes no controlada.	Dieta + insulina.

Los pacientes que no mejoran después de modificar su dieta deben complementar el tratamiento con medicinas.

La mejora se determina de dos maneras:

- Decremento del peso corporal.
- Decremento del nivel de azúcar en la sangre.

Los medicamentos que se usan con mayor frecuencia son:

- Medicinas orales en forma de tabletas o cápsulas.
- Inyecciones de insulina.

Medicinas orales

Los diferentes tipos de pacientes en distintas etapas de la enfermedad pueden requerir uno o más tipos de tabletas o de inyecciones de insulina. Existen varios factores que determinan si el paciente se beneficiará con cierto tipo de medicamento y el doctor o el diabetólogo que está tratando al paciente es quien lo determina. A continuación se presentan las características de los pacientes a quienes se indica tomar medicinas orales o que se beneficiarían con ello:

Tipos de diabéticos que deben tomar tabletas

- Personas de mediana edad y mayores con diabetes tipo 2.

- Personas a quienes se diagnosticó diabetes con una existencia menor a cinco años.
- Personas que no pudieron hacer el tratamiento a base de dieta y ejercicios.
- Personas que bajaron de peso con el tratamiento de dieta y ejercicio pero no redujeron sus niveles de azúcar en la sangre.
- Personas que no pueden recibir inyecciones debido a la irregularidad en sus alimentos y a su estilo de vida.
- Personas con diabetes leve que padecen dificultades visuales y no pueden usar inyecciones de insulina.
- Personas que regularmente desarrollan niveles muy bajos de azúcar en la sangre con insulina.
- Personas que no presentan descenso en los niveles de azúcar en la sangre con insulina (resistencia a la insulina).
- Personas que no pueden cubrir el costo de las inyecciones de insulina.
- Personas que se niegan a usar inyecciones como forma de tratamiento.

Principales características de las medicinas orales (tabletas)

Nombre genérico	Marca	Dosis (mg/día)	Frecuencia	Efectos secundarios comunes
1. Glipizida	Singloben	2.4 a 40	1 a 3 veces	Vómito, dolor abdominal, diarrea.

2. Clorpropamida	Insogen plus	100 a 500	Una vez al día	Erupciones cutáneas, desórdenes hepáticos.
3. Glibenclamida	Euglocon	2.5 a 15	1 a 2 veces	Reacción con alcohol.
4. Gliclazida	Diamicron	80 a 320	Dos al día	Aumento de peso.
5. Tolbutamida	Orinase	500 a 3000	2 a 3 veces	Reducción del sodio en la sangre.
6. Fenformina	Glinorboral	25 a 100	1 a 4 veces	Vómito, reducción del apetito, del gusto.
7. Mentformina	Aglumet	500 a 3000	2 a 3 veces	Diarrea, debilidad muscular, incapacidad de absorber vitamina B12, aumento de sangre, ácido láctico.
8. Glimepirida	Amaryl	1 a 6	1 a 2 veces	Disfunción hepática, erupciones cutáneas.
9. Repaglinida	Novonorm	0.5 a 16	Antes de cada comida	Vomito, diarrea, problemas visuales, erupciones cutáneas.
10. Pioglitazona	Zactos	15 a 30	Una vez al día	Aumento de peso, dolor de cabeza, cuerpo hinchado, problemas visuales, dolor en articulaciones, impotencia.
11. Rosiglitazona	Avandia	4 a 8	1 a 2 veces	Aumento de peso, vómito, diarrea, dolor de cabeza, cuerpo hinchado.

No olvidar

- Los efectos benéficos de estas medicinas se aprecian a las 3-4 semanas de tratamiento.
- Los pacientes que no se beneficien de un grupo de tabletas pueden añadir otro grupo, aconsejado por el doctor.
- Se sabe que ciertos medicamentos interfieren con la acción reductora de los niveles de azúcar en la sangre de estas tabletas. El paciente debe consultar al doctor antes de tomar cualquier analgésico.
- Es importante el periodo entre las comidas y evitar lapsos largos sin comer para prevenir descensos repentinos en los niveles de azúcar en la sangre.
- Se requieren pruebas de sangre y orina regularmente para monitorear el efecto de estos medicamentos.
- Nunca ingerir bebidas alcohólicas con medicamentos orales, especialmente con sulfonilureas.
- Los pacientes que tomen estas medicinas, que se embaracen, que desarrollen infecciones severas o que deban ser operados, deben ponerse en contacto de inmediato con su doctor puesto que, en dichos casos, se deben prescribir inyecciones de insulina y no tabletas.

- Las tabletas siempre deben tomarse inmediatamente después o durante las comidas para que no desciendan repentinamente los niveles de azúcar en la sangre.

Inyecciones de insulina

Se prescriben inyecciones de insulina a los pacientes que tienen una producción mínima de insulina en el páncreas, a los que no se benefician del tratamiento con dieta modificada y tabletas. A continuación se presenta una lista del tipo de paciente diabético a quien normalmente se recetan inyecciones de insulina o aquellos que se beneficiarían con ellas.

- Personas jóvenes con diabetes tipo 1.
- Pacientes con diabetes de más de quince años de existencia.
- Pacientes con cetoacidosis o coma.
- Pacientes con diabetes durante el embarazo.
- Diabéticos que deban someterse a cirugías mayores.
- Diabéticos con infecciones, diarrea y vómito, durante un accidente e infarto o quienes padezcan daño nervioso.
- Pacientes con enfermedades hepáticas o alergia a la sulfa o enfermedades del páncreas donde no deban recetarse tabletas orales.

- Pacientes cuyos niveles de azúcar en la sangre no disminuyan a pesar del tratamiento dietético.

Tipos de insulina

Según la fuente, la insulina puede ser bovina –derivada del páncreas del ganado vacuno– o porcino –derivada del páncreas de los cerdos– y de producción humana por ADN recombinante.

Según la duración de la acción de la insulina se clasifica en: acción corta, acción intermedia y acción prolongada.

Según la concentración de la inyección:

- Las inyecciones de insulina se encuentran en concentraciones de 20, 40, 80 y 100UI/ml. La insulina humana se absorbe con más rapidez que la porcina y ésta más rápido que la bovina. Cuando se añaden zinc y protamina a la insulina, retardan su liberación del sitio y prolongan su efecto.

En la siguiente tabla se presentan diferentes tipos de insulina y sus características principales:

Diferentes tipos de insulina y su actividad

Tipo de insulina	Comienzo del tiempo de acción (minutos)	Máximo (horas)	Duración (horas)
De acción corta			
1. Regular	15-30	2-5	6-8
2. Insulina zinc (semilenta)	30-60	6-10	12-16
De acción inmediata			
1. Isofana (NPH)	1-2	4-12	18-22
2. Insulina zinc (lenta)	1-33	7-15	18-22
De acción prolongada			
1. Insulina zinc (ultralenta)	3-4	6-16	24-28
2. Insulina zinc protamina	3-4	10-15	24-36

Almacenaje de los frascos

Los frascos de insulina deben guardarse en el refrigerador a 4°C. La exposición directa al sol puede reducir su actividad.

¿Dónde inyectar?

Las inyecciones de insulina pueden aplicarse en la parte externa de los brazos, en la parte anterior de los antebrazos; en la parte anterior del abdomen, debajo de la cintura; en la parte frontal de los muslos, por encima de las rodillas, y en la parte superior de las nalgas. El sitio de la inyección debe cambiar en cada ocasión para que se dé en el mismo sitio de cada quince a veinte días.

¿Cómo inyectar?

Paso 1: Sacar el frasco de insulina del refrigerador y cargar (llenar) la jeringa hasta la marca adecuada.

Paso 2: Con un algodón impregnado de alcohol o algún antiséptico líquido limpiar el área donde se aplicará la inyección y dejar que seque.

Paso 3: Con el pulgar y el dedo índice de la mano izquierda levantar la piel y la grasa del sitio.

Paso 4: Con la mano derecha insertar la aguja en el sitio seleccionado en un ángulo de 45 grados.

Paso 5: Sacar un poco el émbolo para asegurarse de no pinchar un vaso sanguíneo.

Paso 6: Lentamente presionar el émbolo al interior de la jeringa e introducir el medicamento a través de la piel y la grasa.

Paso 7: Retirar la aguja y la jeringa, masajear ligeramente con un algodón.

Complicaciones de las inyecciones de insulina

Algunas veces se pueden presentar efectos secundarios en el uso de inyecciones de insulina:

- Puede observarse un descenso repentino en los niveles de azúcar en la sangre, en especial si el paciente no toma sus alimentos en cantidades o en el horario adecuado.
- Puede observarse un aumento repentino en los niveles de azúcar en la sangre, en los pacientes que han sido bien controlados con alguna dosis de insulina.
- Puede presentarse hinchazón temporal en los pies al comienzo de la aplicación de las inyecciones.
- Algunos pacientes pueden presentar resistencia a la insulina, puede ser temporal por cetoacidosis, infecciones, etcétera, o permanente y no presentar descenso en los niveles de azúcar a pesar de recibir altas dosis.
- Algunas personas pueden presentar comezón y sarpullido en el lugar de la inyección.
- Puede haber pérdida de grasa en el sitio de la inyección y áreas que le rodean.
- Al comenzar el tratamiento, el paciente puede presentar visión borrosa y en algunos casos puede empeorar.
- Algunos pacientes han reportado aumento de apetito y de peso después de comenzar el tratamiento con inyecciones.

No olvidar

- Todos los diabéticos, excepto los ancianos, personas postradas en cama, ciegos, con retraso mental o quienes no tengan pulso firme, deben aprender a inyectarse solos. Esto los hace independientes y asegura que el tratamiento no se interrumpa.
- Las inyecciones deben aplicarse unos minutos antes de los alimentos.
- Las inyecciones nunca deben aplicarse cerca de alguna cicatriz pues la absorción es más lenta.
- En caso de infecciones como el resfriado común, fiebre, forúnculos, etcétera, quizá sea necesaria una dosis más alta.
- Los pacientes con desórdenes renales pueden presentar una acción prolongada de insulina.
- En un principio, el nivel de azúcar en la sangre debe revisarse cuatro veces al día, es decir, antes de tomar los alimentos y antes de acostarse, hasta que se calcule una dosis óptima.
- Quizá sea necesario aumentar la dosis de insulina cuando exista estrés emocional.
- En el caso de los atletas, quizá no se apliquen las inyecciones en los muslos y los brazos puesto que el ejercicio de dichas áreas provoca una rápida absorción de la insulina.

A continuación se presenta un estudio comparativo del tratamiento con tabletas y con insulina:

Comparación del tratamiento con tabletas y con inyecciones de insulina

Tratamiento con tabletas	Tratamiento con inyecciones de insulina
1. El paciente las acepta con mayor facilidad.	Algunas veces no lo aceptan.
2. El paciente puede tratarse a sí mismo.	Se requiere supervisión médica, en especial durante la fase inicial del tratamiento.
3. Se toman fácilmente.	Las inyecciones son dolorosas, requieren cuidado y atención.
4. No se ha observado resistencia a las medicinas.	La resistencia es común.
5. La acción del medicamento es principalmente en el hígado.	La acción recae principalmente en músculos y tejidos.
6. Niveles bajos de azúcar en la sangre menos frecuentes y menos severos.	Más frecuente y más severo.
7. No hay reacciones locales.	Reacciones locales en el sitio de la infección.
8. Interacción de medicamentos común.	No es común la interacción.
9. Pueden presentarse reacciones tóxicas y efectos secundarios severos.	En muy raras ocasiones.
10. La dosis no es flexible.	La dosis es flexible.
11. No es útil durante el embarazo.	Muy útil durante el embarazo.
12. No es útil para diabetes tipo 1.	Muy útil para diabetes tipo 1.

13. Pacientes con desórdenes renales o hepáticos no pueden usarlo.	Sí puede usarse.
14. No es muy útil en infecciones, operaciones, etcétera.	Muy útil en dichos casos.
15. No es útil en el caso de pacientes con desnutrición.	Puede usarse en pacientes desnutridos.
16. No se usa en enfermedades severas y no controladas.	Muy útil en enfermedades severas y no controladas.
17. Los efectos a largo plazo sobre el hígado y el corazón son comunes.	No son comunes.

Tratamiento ayurvédico de la diabetes

El tratamiento de la diabetes en el ayurveda no se limita sólo a medicinas, dieta y ejercicio, sino que implica otras medidas. La diferencia en la manera de tratar el padecimiento se debe a un concepto distinto de la enfermedad. En el ayurveda se cree que cualquier enfermedad se origina por el desequilibro de los *doshas*, es decir, que uno o más *doshas* pueden aumentar o disminuir. Se cree que la diabetes se debe a un incremento en el *vata-dosha*. En algunas personas, dependiendo de su naturaleza inherente, puede haber incremento en el *pitta* o *kapha dosha*. De esta manera, el objetivo del tratamiento ayurvédico es provocar el equilibrio entre los tres *doshas*.

Los métodos del tratamiento se dividen en tres grupos: tratamiento preliminar, tratamiento específico y modificación de la dieta.

I. Tratamiento preliminar

El tratamiento preliminar tiene como objetivo provocar un equilibrio en los tres *doshas*. El tratamiento preliminar varía de acuerdo al estado de nutrición del paciente, es decir, si la persona es obesa o presenta sobrenutrición o desnutrición.

Las personas obesas reciben el siguiente tratamiento preliminar:

Shehana *o beber sustancias grasas*

En la primera visita al *ayurvedachayra* se pide a los pacientes que beban sustancias grasas como aceite de mostaza o aceite de nim como tratamiento preliminar. Se administra dependiendo de la capacidad digestiva del individuo. A las personas con capacidad digestiva leve se les indica que usen el aceite durante un día; en los casos de capacidad digestiva media, de dos a tres días; en los casos de capacidad digestiva fuerte, de cinco a siete días. En el *Charaka-Samhita*, la Biblia del *ayurveda*, se asegura que esta medida elimina el *vata dosha* del cuerpo.

Vamana *o vómito inducido*

Algunas medicinas se administran para inducir el vómito en los diabéticos obesos. Se hace para eliminar el *kapa dosha* del cuerpo. También es una de las cinco medidas de purificación del cuerpo conocidas como *panachakarma*.

Virechana *o diarrea inducida*

Algunas medicinas se administran para inducir diarrea o purgas para eliminar los *pitta doshas* del cuerpo y también para purificarlo.

Samsarjana *o regulación de la dieta*

Las personas obesas comienzan con una dieta ligera que consiste en consumir alimentos semisólidos como arroz hervido o papillas y añaden gradualmente una dieta de cereal que consiste en menos cantidad de grasa y carbohidratos.

Todas estas medidas se hacen bajo la supervisión de un doctor *ayurveda*.

El objetivo principal del tratamiento de diabéticos desnutridos es destruir los *doshas* que están presentes en el cuerpo del paciente, lo cual consta de las siguientes medidas:

Sanshaman *o destrucción de los* doshas *desequilibrados*

Se hace al indicar al paciente diabético que coma o beba las siguientes sustancias:

- Cebada hervida en agua.
- Sopa no vegetariana, es decir, de pollo.
- Soya en caldo, como soya verde.
- Sopas hechas con calabaza amarga blanca (*bitter gourd*) hervida.
- Sopa de saúco hervido.

- Una mezcla de cúrcuma, cedro deodar, trifla y nagarmotha en cantidades iguales, triturados, cocidos y colados.
- Jugo de emblica (amla) y cúrcuma
- Ghi medicado.

Dieta nutritiva

Es una dieta rica en proteínas, fácil de digerir y con un mínimo contenido de grasa y carbohidratos.

Medicinas que mejoran el apetito y la nutrición

Se sabe que ciertas medicinas mejoran el apetito y el estado de nutrición del individuo.

II. Tratamiento específico

Se lleva un control sobre la enfermedad al aplicar en el cuerpo ciertas medidas externas o internas.

a) Tratamiento externo

Masaje con aceites medicados: Muchos diabéticos se benefician al recibir masajes corporales todos los días con aceites medicados que contienen cebada, emblica, etcétera. Después del masaje se toma un baño en regadera.

Emplaste corporal: Se indica al paciente que muela khas, cinamomo, elaichi (pequeño), agroo y sándalo, que haga una pasta y que la aplique a todo el cuerpo en capas gruesas.

Baño de sol: Un baño de sol temprano por las mañanas es muy vigorizante para el cuerpo.

Nadar, montar a caballo: Es muy útil hacer ejercicios como nadar y montar a caballo.

***Yogasanas*:** Se ha descubierto que ciertos *yogasanas* son muy útiles para el control de la diabetes, en especial durante la primera etapa de la enfermedad. Se aconseja realizar estos *asanas* antes de la salida del sol, después de vaciar los intestinos y la vejiga, diariamente, durante 30 a 60 minutos. Los *asanas* más importantes son *sarvangasana*, *paschimottanasana*, *dhanurasana*, *mayurasana*, *bhujangasana*, *uddiyanbandh* y *nouli kriya*.

b) Tratamiento interno

En las medicinas *ayurvedas* se usa el tratamiento interno en forma de tabletas, *churnas*, cenizas de polvo de metales pesados; de líquido *asavas*, *aristha* (vino de hierbas); *ark* (tintura) cocido y colado, avleh (pasta) y aceites medicados (*tels*).

Según Charak-Samhita, se han utilizado las siguientes medicinas en el tratamiento de la diabetes:

- Se ha observado que si se usa *Vasanta kusumakara* Ras 0.5 a 1g administrado con haridra-

amalaki churan dos veces al día mejora la función del páncreas y la debilidad general.

- *Brahath Vangeshwar Ras,* 125mg-240mg junto con *Vijaysar* cocido y colado reduce los niveles de azúcar en la sangre.
- Es muy útil ingerir de una a dos tabletas de *Indravati* al día.
- Tomar de dos a cuatro tabletas de *Chandraprabha Vati* al día con leche.
- *Shatavar Ras,* con la misma cantidad de leche.
- *Menkalanal Ras,* 240mg cada mañana con leche.
- *Hemanath Ras,* 200-250mg dos o tres veces al día, cada día.
- *Vasanta Tilaka Ras,* 200-250mg dos o tres veces al día, cada día.
- *Saptarangyadi Vati,* una o dos tabletas dos o tres veces al día, cada día.
- *Mehmudkar Vati,* una o dos veces al día.
- *Vedvidya,* una tableta una o dos veces al día con jugo de emblica (amla).
- *Meheski Ras,* una tableta una vez al día con leche y arroz.
- *Sarveshwar Ras,* una tableta una vez al día, todos los días.
- *Shilajit* en forma pura de *Shilajitwadi Vati,* 250-500mg diariamente en dosis divididas. Se cree que es una medicina maravillosa que eli-

mina todos los *doshas* y cura la diabetes en la primera etapa.

- *Swarnamakshik Bhasm*, 120-250mg dos veces al día, cada día.

Los siguientes son extractos de plantas o plantas medicinales que son útiles para el tratamiento de la diabetes:

- De 15 a 45g de la parte blanda de las semillas de *jamun* pulverizada con agua ingerida de dos a tres veces al día ó 60g de fruta y semillas de *jamun* hervidas con 300ml de agua durante 30 minutos. Moler y colar la porción y dividirla en tres partes, tomar una al día. Es un muy buen remedio para reducir el nivel de azúcar en la sangre.
- De 25 a 100ml de jugo de la fruta y las hojas de la calabaza (*bitter gourd*) una o dos veces al día, cada día, de preferencia con el estómago vacío.
- De 3 a 6g de hojas de *bimbi* (*trikol*) molidas y hechas polvo dos veces al día, cada día, con agua o con 15ml de jugo dos veces al día.
- Planta de *feronia* (*kaith*) en forma de *churan* triturado 3g o tintura 15ml una o dos veces al día, cada día.
- La parte blanda de las semillas y las flores de *katakkaranj* tomadas oralmente como *churan*

o aplicadas como emplaste para enfermedades de la piel ocasionadas por diabetes.

- Pasta de hojas de 1g del árbol *udumbar* (*goolar*) o 15ml del jugo de la fruta o 1g de la parte blanda de la raíz una o dos veces al día, cada día.
- Otras plantas útiles que pueden administrarse en conjunto en forma de churan, cocidas o en jugo son *tuvrak*, *sitaphal*, *haridki*, *emblica*, *guduchi*, *kushta*, hojas de *neem*, flores y tallos, flores y hojas de *cañafístula*, *patola*, *bilva*.

Las siguientes son medicinas de patente que consisten en la combinación de las medicinas anteriores:

JK-22	Hyponidd
Jumbolin	Glucomap
Diabecon	
Madhumehari	Madhuumeharyog

Tratamiento ayurvédico de complicaciones

El mejor tratamiento de las complicaciones es controlar la enfermedad y de esta manera prevenir la *aparición* de dichas complicaciones.

Enfermedades de los riñones y presión arterial alta

Algunas medicinas ayurvédicas se usan para el tratamiento de las complicaciones mencionadas anteriormente: jugo de la raíz de la planta *punarva blanca, shweta parpati, punarnava mandoor, chandra prabha vati* y la parte blanda de las semillas de *kata karanj*.

Enfermedades nerviosas

Las medicinas para el tratamiento de las enfermedades nerviosas son polvo de *jyotishmati*, polvo de neeli, jugo de las hojas de *neem* o *palash, sapta parnimol* y *shilajit puro* + raíz de *sharpunka*, 10mg de cada una mezclados y en tabletas de 250mg, tomar 1 o 2 tabletas dos o tres veces al día, cada día, con *trifla* cocido y colado.

Coma diabético

Se trata de la siguiente manera:

- El tratamiento inmediato consiste en aplicar una mezcla de nausadar, lima y alcanfor en forma de aerosol intranasal para revivir al paciente.
- Igual cantidad de hojas de *bel* y *neem* en jugo, aplicadas en la frente y la cabeza del paciente, esta técnica recibe el nombre de *Shirodhara*.
- Aplicar en el cuerpo aceite de *hemanashu* y *ghee* lavado mil veces.
- Medicinas orales como *Murchantak Ras, Yogender Ras, Chandarakant Ras, Brahat Kasturi, Bhairav Ras, Dashmool* cocido y colado o *arishta* (líquido), *guggul, bala, rasna*.

Enfermedades cardiacas

- Iguales cantidades de *haritki churan*, *churan* de hojas de *neem* y ajo sin piel con 15ml de tintura de *palash*, cuatro veces al día.
- Jugo de hojas de *vasa* y tallo de *giloy*, tomar 25ml dos veces al día, cada día.
- Se cree que el consumo regular de 100g de ajo y cebolla reduce el contenido de colesterol de la sangre.

Complicaciones oculares

- Limpiar los ojos con *trifla* cocido y colado.
- Ingerir *churan de trifla* y raíz de *punarava* blanca con agua.

Gangrena

- Lavar los pies con *neem* cocido y colado, después aplicar aceite de *neem* regularmente.
- Aplicar localmente cualquiera de los siguientes aceites: jugo de las hojas de *neem* y *sharpunkha*, pasta de *punarnavadi* y pasta de aceite de *trifla jatyadi tel* (aceite), *prameha mihir tel.*
- Para uso oral, tintura de *palash* mezclada con jugo de la planta *palash* y jugo de *neem.*

Carbunco

- Aplicación local de pasta hecha de hojas de *neem* o flores de *katakaranj* y las partes suaves de las semillas.
- Uso oral de *shrestadi vati*, una o dos tabletas, dos o tres veces al día, cada día; o polvo de *kutaki* y *chirayata* disuelto en agua y filtrado, tomar la solución dos veces al día, cada día.

III. Modificación de la dieta

Los diabéticos obesos deben consumir una dieta baja en calorías y sin grasa, los diabéticos desnutridos deben tomar una dieta rica en proteínas, con un contenido medio de calorías y sin grasa. Debido al concepto del *vata*, *pitta* y *kapha*, ciertos alimentos deben ser evitados pues se sabe que aumentan uno o más de estos *doshas*. Los alimentos que pueden consumirse libremente son:

- Cereales: arroz, cebada, todos los tipos de *dals*.
- Verduras: calabaza *roja* (*kaddu*), verduras verdes con hojas, chícharos, jitomates, hojas de nabo, hojas de rábano, calabaza de peregrino (*ghia*), *lufa* (*turai*), *parval*.
- Frutas: *jamun*, naranjas, manzanas, granadas.
- Carnes: paloma, conejo, venado, pato, perico, pollo.

Alimentos que deben ser evitados

- Cereales: arroz lavado, trigo, sorgo, garbanzo verde, lenteja negra, lenteja, garbanzo.
- Verduras: zanahoria, betabel, papas, camote, nabo, rábano, coliflor.
- Frutas: uvas, mango, sandía, pera.
- Frutos secos y nueces.
- Aceites y *ghee*.
- Crema de leche entera y sus derivados.
- Cualquier tipo de dulces.
- Jarabe, jugo.
- Alcohol, vinagre.

Remedios caseros para el tratamiento de diabetes

- Pulverizar 10g de semillas de *fenogreco* (*methi*) y 10g de calabaza amarga blanca (*karela*). Tomar diariamente una cucharadita de dicho polvo con agua y con el estómago vacío.
- Rebanar plátanos y dejarlos secar. Molerlos hasta tener un polvo fino. Tomar 1 cucharadita de dicho polvo con leche entera de vaca, diario.
- 1 taza de jugo de zanahoria, media taza de jugo de *palak*, media cucharadita de comino (*jeera*), una pizca de sal y beber diariamente.
- Después de la comida beber el jugo de un rábano mediano al día.

- Masticar de cuatro a cinco hojas tiernas de *neem* temprano por la mañana, diariamente.
- Masticar de cuatro a cinco hojas de *jamun* (ciruela negra) junto con una pizca de sal de mar, temprano por las mañanas.
- Sumergir una rama de árbol flamboyán en un litro de agua. Beber una taza dos veces al día, cada día, hasta que se acabe.
- Pulverizar 100g de semillas de ciruela negra y cuatro o cinco *emblicas* (*amla*) secas. Tomar una cucharadita de dicho polvo con agua, con el estómago vacío, diariamente.
- Secar y pulverizar raíces del árbol de bael. Tomar una cucharadita de dicho polvo con media cucharadita del jugo de sus hojas.
- En medio litro de agua, hervir 20g de papaya, 5g de *catechú* (*kata*), 1 nuez de betel cortada en trocitos hasta que se cueza. Beber diariamente después de las comidas.

Magnetoterapia

Definición

La magnetoterapia es la rama de la medicina que trata a las enfermedades humanas por medio de la aplicación de imanes en el cuerpo del paciente. Es el sistema de medicina más simple, más barato e indoloro y no genera efectos secundarios.

Tratamiento de diabetes por medio de magnetoterapia

La diabetes puede ser tratada, e incluso curada, de manera efectiva con la ayuda de la magnetoterapia de la siguiente manera:

- El tratamiento tradicional para la diabetes consiste en mantener el Polo Norte del imán de alta densidad bajo la palma de la mano derecha y el Polo Sur bajo la palma de la mano izquierda durante diez minutos, diariamente, dos veces al día.

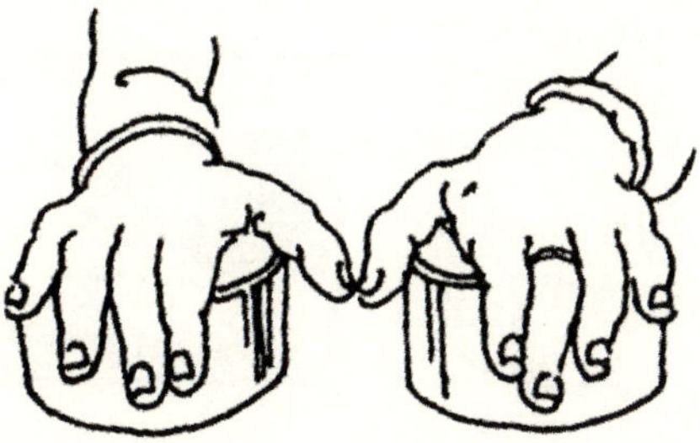

Fig. 7.11: Polo Norte bajo la mano derecha y Polo Sur bajo la mano izquierda.

- Si con el método anterior no se logran controlar los niveles de azúcar en la sangre después de dos o tres semanas, el Polo Norte del imán debe colocarse directo sobre el páncreas y el Polo Sur en la espalda, en el lado opuesto al Polo Norte. Hacerlo de cinco a diez minutos diarios, dos veces al día.

- En casos de diabetes crónica o no controlada, pueden aplicarse electromagnetos de alta densidad al nivel del páncreas de cinco a diez minutos diariamente.
- Se puede usar un cinturón abdominal especialmente creado para los pacientes con diabetes recién diagnosticada. Este cinturón está diseñado para cubrir el abdomen y la espalda con imanes que están en contacto con el páncreas. Se puede usar de 30 a 60 minutos diariamente, dos veces al día.

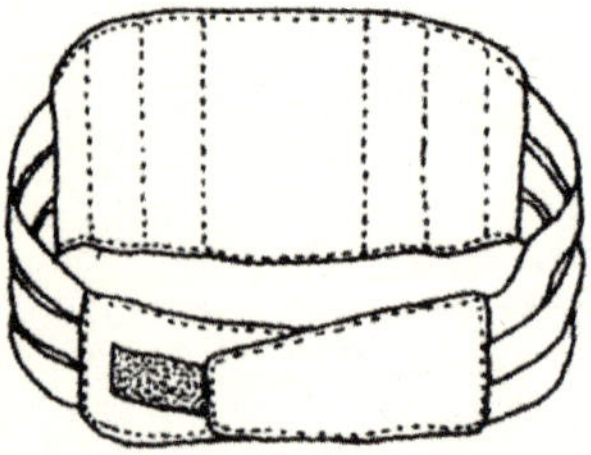

Fig. 7.12: Cinturón abdominal

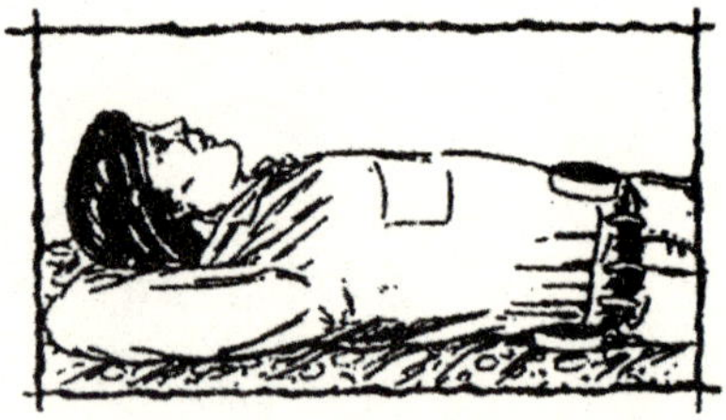

Fig. 7.12 (b): Polo Norte sobre el páncreas y Polo Sur en la espalda.

- Se puede usar agua imantada con los Polos Norte y Sur de manera simultánea en dosis de 60 a 90ml, de tres a cuatro veces al día, diariamente, en el caso de adultos y en dosis más pequeñas para niños. Esto ayuda a mejorar el sistema digestivo y el metabólico del cuerpo.

Efectos secundarios

Son de muy rara ocurrencia, especialmente cuando se usan electromagnetos de alta densidad. Los efectos secundarios son los siguientes:

Sensación leve de hormigueo en manos y pies, sensación de calor en el cuerpo, pesadez en la cabeza, boca seca, aumento de la necesidad de orinar, vértigo moderado y sudoración en las áreas de contacto con los imanes.

Precauciones

- El momento del día ideal para usar magnetoterapia es en las mañanas, de preferencia con el estómago vacío y después de bañarse.
- Evitar comer o beber cosas frías durante una hora, por lo menos, después de aplicar imanes de alta densidad.
- Puesto que la magnetoterapia produce calor en el cuerpo, el paciente no debe bañarse durante una hora, por lo menos, después del tratamiento.
- Aplicar imanes de alta o mediana densidad después de los alimentos puede provocar náuseas.
- Los imanes de alta densidad no deben ser usados por embarazadas, mujeres débiles o niños.
- Los imanes de alta densidad no deben aplicarse directamente sobre órganos delicados, a saber, ojos, cabeza y corazón.

- Los relojes no deben estar en contacto con los imanes a menos que sean antimagnéticos o a prueba de imanes.
- Cuando se aplican imanes de alta densidad durante periodos largos pueden provocar pesadez en la cabeza, vértigo, bostezo, hormigueo en los nervios, etcétera. Interrumpir el contacto con los imanes y descansar de inmediato.
- No acercar cara a cara los polos opuestos de los imanes de alta densidad pues generan un poder de atracción muy fuerte.
- Cuando no se estén usando, los imanes de alta o media densidad deben guardarse unidos en su estuche para que no se gaste el magnetismo.
- No es necesario quitarse anillos de oro o plata cuando se manejan los imanes con las manos.
- Al usar imanes de alta densidad, es necesario sentarse en un banco o silla de madera y colocar los pies sobre una tabla.

Acupresión y reflexología

Se cree que en nuestro cuerpo existe bioenergía o actividad bioeléctrica, la cual hace que nos movamos, que respiremos, que comamos e incluso que pensemos. En India, por ejemplo, esta energía se llama *prana* o *chetana* mientras que en China se le conoce con el nombre de *chi*, que se compone del *Yin* o fuerza negativa y del *Yang* o fuerza positiva. Estas fuerzas o bioenergía fluyen a través de canales definidos en el cuerpo llamados meridianos o *Jing*.

En nuestro cuerpo existen catorce meridianos, doce de los cuales están localizados en pares a cada lado del cuerpo y los dos restantes están uno en la parte frontal y el otro en la parte posterior del cuerpo. Los doce meridianos en pares comprenden seis meridianos *Yin*, que comienzan desde los dedos de los pies o en la parte media del cuerpo y llegan a la cabeza, y seis meridianos *Yang* ubicados en dirección opuesta.

Estos meridianos mantienen el flujo de bioelectricidad y están conectados a los órganos o sistemas principales del cuerpo. Un extremo de cada meridiano se encuentra en la mano, en la pierna o en la cara y el otro en el órgano principal del que recibe su nombre. Por ello es que cuando se aplica presión sobre un punto específico de la mano o de la pierna afecta al órgano remoto conectado a dicho punto.

Los catorce meridianos son: el meridiano del intestino grueso, el meridiano del estómago, el meridiano del intestino delgado, el meridiano de la vejiga, el meridiano triple calentador, el meridiano de la vesícula biliar, el meridiano de los pulmones, el meridiano del bazo, el meridiano de los riñones, el meridiano del corazón, el meridiano del pericardio, el meridiano del hígado, el meridiano del vaso gobernador y el meridiano del vaso concepción.

Cada uno de los meridianos principales tiene meridianos subsidiarios. Si el flujo de bioenergía en un meridiano no es adecuado puede corregirse al estimular ciertos puntos del meridiano, aplicando presión en ellos. De esta manera se elimina la enfermedad de dicho órgano y así se elimina el dolor en esos puntos.

El dolor en cualquier punto del cuerpo puede ser síntoma de algún desorden en un órgano o sistema del cuerpo. Si se aplica presión de manera metódica sobre ese punto en particular se alivia dicha enfermedad o desorden.

Efectos de la acupresión

- Reduce diferentes tipos de dolor, como el dolor en las articulaciones, dolor de cabeza, de espalda, de dientes, de torceduras, etcétera.
- Tiene un efecto tranquilizador o sedante sobre el cerebro. Si se realiza un electrocardiograma mientras se aplica acupresión, éste muestra depresión en las ondas delta y teta.
- Fortalece la capacidad de resistencia natural del cuerpo puesto que el ritmo respiratorio, el ritmo cardiaco, la presión sanguínea, la temperatura corporal y el metabolismo se normali-

zan. También se da un aumento de los glóbulos rojos y blancos de la sangre y una disminución en la gammaglobulina, el colesterol y los triglicéridos.

- La acupresión controla la depresión, la ansiedad, el estrés y la tensión gracias a su efecto sobre el cerebro.
- La acupresión fortalece los músculos y las articulaciones, es útil en el tratamiento de polio, parálisis y otros desórdenes neuromusculares.

Ventajas de la acupresión

- Es una forma de tratamiento fácil, simple y efectiva.
- Puede hacerse en la privacidad del hogar.
- El tratamiento puede hacerse tan frecuentemente como sea posible.
- No es necesario realizar gastos para obtener los beneficios de este tratamiento.
- No provoca efectos secundarios.
- Con este tratamiento, la persona cuida de su propia salud.
- En algunos casos, la acupresión se usa como medida de primeros auxilios mientras llega el doctor o mientras el paciente es admitido en el hospital.
- Ayuda a prevenir reincidencias de diabetes.
- Si se aplica junto con otras formas de tratamiento, proporciona una rápida recuperación.

- Aumenta la eficiencia de órganos y sistemas del cuerpo, fortalece las articulaciones y los músculos.
- Incluso en enfermedades serias, previene que los síntomas se agraven.
- Establece la comunicación por el tacto o la sanación por el tacto y la buena relación entre el doctor y el paciente.

Reflexología o terapia de zonas

El término reflexología se refiere al tipo de tratamiento que implica dar masaje a ciertas zonas de reflejo de los pies y las manos.

El cuerpo se divide en diez zonas longitudinales. Si se dibuja una línea por el centro del cerebro, todo el cuerpo puede ser dividido en cinco zonas en cada lado del cuerpo. La zona uno se extiende del dedo pulgar por el brazo hacia el cerebro y hacia abajo al dedo gordo del pie; la zona dos se extiende del segundo dedo por el brazo hacia el cerebro y hacia el tercer dedo del pie. De manera similar, las otras zonas se presentan en el cuerpo, en igual distribución, de la parte frontal a la parte posterior. Son como segmentos del cuerpo y no líneas finas como las líneas de los meridianos de la acupuntura. La línea que marca entre cada zona se extiende de la red del dedo de la mano a la red del dedo del pie. Todas las partes del cuerpo que se encuentren en una zona en particular son relacionadas a otra por medio del flujo de energía que se encuentra dentro de dicha zona y, por lo tanto, pueden afectarse entre sí. El tratamiento se hace aplicando presión a las áreas accesibles de la misma zona. La presión se realiza usando alfileres de ropa, peines de metal o ligas elásticas en manos y dedos, así como en los dedos de los pies, tobillos, muñecas, codos o rodillas. La cantidad de presión aplicada debe ser entre 1 y 9kg en intervalos de treinta segundos a cinco minutos.

Las zonas de reflejo de los pies y de las manos se dividen en zonas transversales. La zona uno se refiere a todas las partes del cuerpo que están sobre los huesos del hombro, la zona dos se refiere a las partes entre los huesos del hombro y la muñeca. La zona tres se refiere a los órganos que están debajo de la cadera.

Técnica de reflexología

El pulgar se mantiene doblado y el lado y el extremo del pulgar se presiona contra la parte del pie o mano a tratar. El resto de los dedos de la mano debe descansar suavemente alrededor del pie. En las plantas de los pies existen ciertos meridianos y su masaje en dirección del flujo de energía estimula el órgano. El masaje en la dirección opuesta provoca un efecto tranquilizador.

Puntos de acupresión útiles en el tratamiento de la diabetes

Cuando se ejerce presión sobre ciertos puntos de acupresión, el resultado es una reducción en los niveles de azúcar en la sangre. Dichos puntos son los siguientes:

- Los puntos de acupresión en el centro de la palma de la mano alineados con la parte inferior del dedo anular.
- Los puntos de acupresión en las plantas de los pies, a un tercio de la base del segundo dedo y dos tercios sobre el talón.
- Aproximadamente 2cm por debajo de la parte exterior de la rodilla. (ST 36)
- Aproximadamente 2cm por encima de la arti-

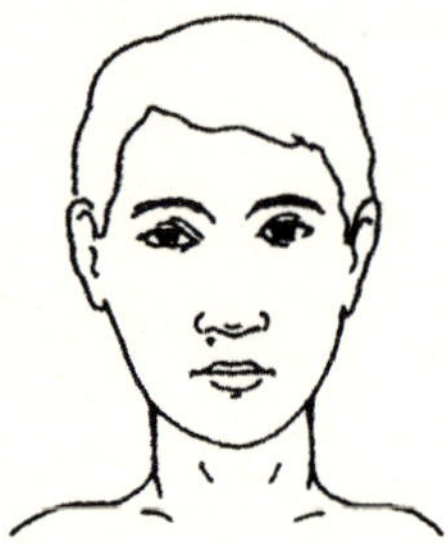

Fig. 7.13: Punto de acupresión en el labio superior

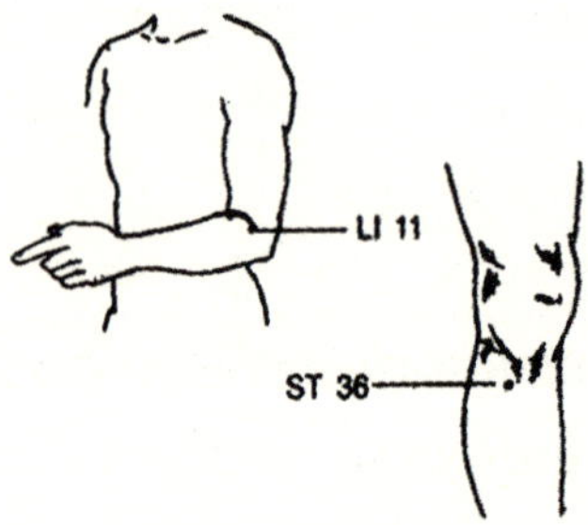

Fig. 7.14: Puntos de acupresión en la rodilla y el codo

- Punto de acupresión en el labio superior, cerca de la entrada del orificio nasal derecho.

- Dos puntos de alrededor de 6cm por debajo y 3.8cm a cada lado de la protuberancia de la columna, en el cuello, entre la segunda y tercera vértebra. (Punto número 194).

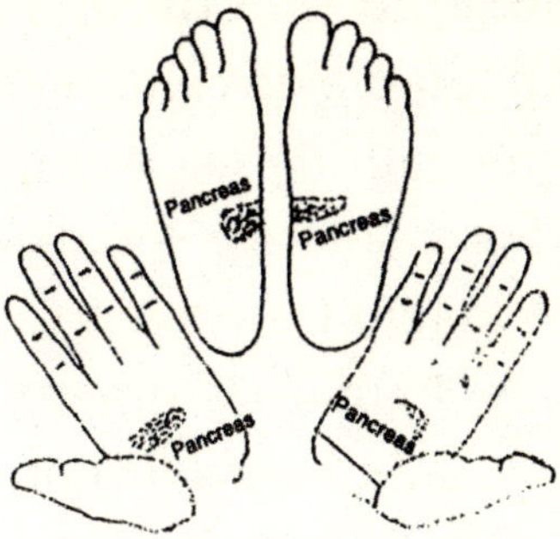

Fig. 7.15: Áreas de reflexología en las palmas y las plantas

- Dos puntos a cada lado de la columna, al nivel de las vértebras torácicas once y doce (Punto número 200).
- Dos puntos a cada lado de la columna, al nivel de la segunda y tercera vértebras lumbares. (Punto número 203).
- El punto de acupresión en la oreja como se

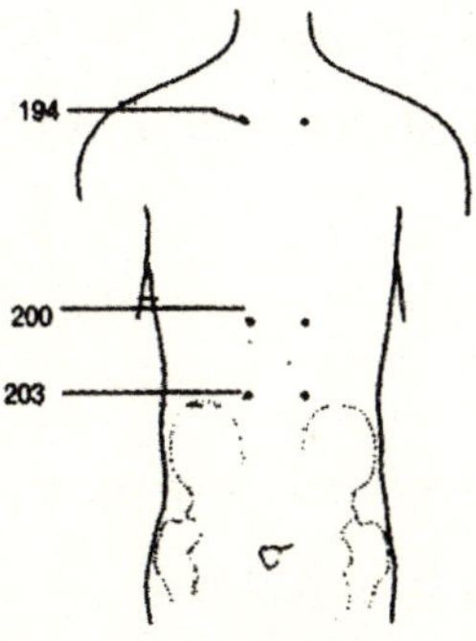

Fig.7.16: Puntos de acupresión en la espalda

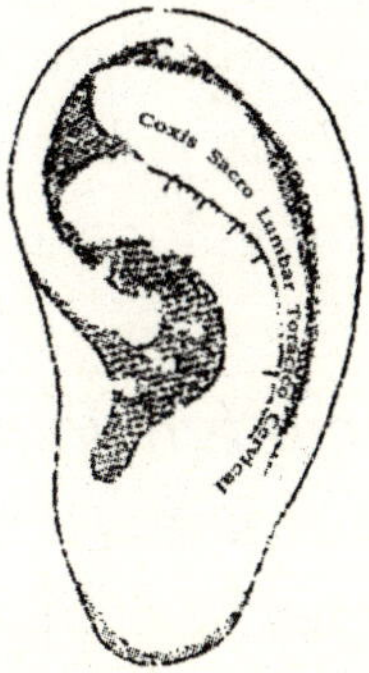

Fig. 7.17: Puntos de acupresión en la oreja

Terapia de color

La terapia de color, o cromoterapia, se refiere al tratamiento de las enfermedades con el uso de diferentes colores. Por lo general se hace de la siguiente manera:

- Radiación directa sobre la parte o el órgano afectado del cuerpo.
- Aplicación de aceites, glicerina, etcétera, cargados con colores específicos a la parte afectada.
- Beber agua irradiada en botellas de colores específicos.
- Usar medicinas cargadas con colores específicos.
- Comer alimentos de colores específicos.
- Inhalar gases cargados en recipientes de colores.
- Vestir ropa de colores específicos.
- Vivir y dormir en una habitación pintada con los colores específicos.

¿Cómo funciona?

El color es una forma de energía que produce ciertos cambios fisiológicos en el organismo que ayudan a controlar la enfermedad y a mantener al cuerpo en buen estado.

El amarillo es el color del páncreas. Es una mezcla de rayos rojo y verde. El color rojo tiene un efecto estimulante mientras que las vibraciones del color verde ayudan en el proceso de recuperación de la enfermedad. De esta manera es muy benéfica para el tratamiento de la diabetes.

Funciona de la siguiente manera:

- Ayuda a la estimulación del flujo de insulina desde las células de los islotes del páncreas.
- Aumenta la digestión de los alimentos, incluyendo los carbohidratos, al mejorar la función de las enzimas digestivas.
- Remueve las toxinas del cuerpo y de la sangre.
- Activa los sistemas linfático y urinario.
- Mejora el estado de ánimo y elimina la depresión.
- Controla el azúcar en la sangre y previene el deterioro en la función del páncreas, retarda la presencia de complicaciones.

El uso de la terapia de color en el tratamiento de la diabetes

Radiación directa: Colocar un foco de color amarillo a una lámpara pequeña o cubrir el foco de la misma con un papel celofán de color amarillo. Aplicar los rayos directos de la lámpara sobre el abdomen, en especial sobre la región del páncreas, de diez a quince minutos diariamente.

También se obtienen buenos resultados exponiendo el abdomen a baños de sol temprano por las mañanas, de quince a veinte minutos.

Aplicación local de aceite irradiado

Usar una botella de color amarillo o una transparente cubierta con papel celofán de color amarillo. Llenarla con aceite de coco, aceite de mostaza y aceite de oliva y colocarla sobre una tabla de madera donde quede expuesta a la luz directa del sol durante 45 días. Mantenerla al sol durante el día y en un lugar seguro durante la noche. En los días lluviosos o nublados se puede usar luz artificial.

Este aceite irradiado se puede usar para dar masaje al abdomen, en especial en la región pancreática.

Beber agua irradiada

Utilizar el procedimiento anterior, el agua se puede cargar en botellas de color amarillo. Beber en dosis de una taza temprano por las mañanas y media taza antes del almuerzo y de la cena.

Inhalación de "aire" de color amarillo

Poner al sol una botella de color amarillo vacía durante una hora. Después de quitarle la tapa o corcho, inhalar durante unos minutos el "aire" cargado por el sol. Repetir tres veces al día todos los días. Esta terapia también mejora la función del páncreas.

Consumir alimentos de colores específicos

Comer frutas y verduras de colores amarillo o naranja también ayuda en el tratamiento contra la diabetes. Algunas de estas frutas y verduras son zanahoria, naranja, durazno, chabacano, mora roja, sandía, betabel, rábano, col morada y espinaca roja.

Terapia musical

Definición de la terapia musical

La terapia musical es una forma de tratamiento que utiliza música e instrumentos musicales para restaurar, mantener y mejorar la salud física, fisiológica, sicológica y espiritual, así como el bienestar en general.

Beneficios de la terapia musical

La terapia musical brinda los siguientes beneficios o cambios para los pacientes o para personas sanas:

- Reduce la ansiedad y el estrés al producir calma e incluso sueño.

- Alivia el dolor y la incomodidad junto con la anestesia o medicamentos contra el dolor.
- Provoca cambios positivos en el estado de ánimo y en los estados emocionales.
- Contrarresta la aprehensión o el miedo.
- Disminuye la tensión nerviosa al provocar relajación en el cuerpo.
- La terapia musical implica la participación activa del paciente en su tratamiento.
- Reduce el tiempo de estancia en el hospital o el periodo del tratamiento.
- Se crea un vínculo emocional entre el paciente, los miembros de su familia y los doctores.
- Es un tipo de terapia que todos pueden disfrutar.
- Todo el periodo de la terapia conforma un tiempo importante que se pasa en familia y de manera creativa y positiva.
- Mejora las formas de comunicación y la coordinación física en pacientes que sufren convulsiones o mentalmente retardados.

Aplicación médica de la terapia musical

Se ha descubierto que la terapia musical es útil en el tratamiento de las siguientes enfermedades:

Desórdenes del sueño, desórdenes de comportamiento en niños, retraso mental, tartamudeo y desórdenes del habla, enfermedades siquiátricas (ansiedad, neurosis, depresión, esquizofrenia, demencia y enfermedad de Alzheimer), artritis, apoplejía, dolor agudo y crónico, hipertensión, polio, zumbido en los oídos, epilepsia, adicción a las drogas y heridas en la cabeza.

Cómo ayuda la terapia musical a los pacientes

- Aumenta la actividad digestiva y metabólica en el cuerpo –aumenta las secreciones de las enzimas y hormonas digestivas, incluyendo la insulina.
- Estabiliza la presión sanguínea y el ritmo cardiaco y, de esta manera, previene complicaciones en el corazón. Se da una mejoría en la expulsión de sangre del corazón o circulación sanguínea, lo cual beneficia a todo el cuerpo.
- La participación activa en la música y el baile aumenta la actividad de los nervios y los músculos y previene la aparición de complicaciones neuromusculares.
- Se controlan el estrés y la tensión mental, que son un factor importante en la diabetes.
- Hay un considerable mejoramiento en el estado de ánimo y el comportamiento del individuo.
- Hay un aumento de la sensación de bienestar y de optimismo ante la vida.

- Mejora la función del sistema inmunológico, lo cual ayuda a combatir diferentes enfermedades en el cuerpo.

Los ragas *útiles para el tratamiento de la diabetes*

Las investigaciones hechas en la aplicación médica de los *ragas* ha demostrado que los siguientes *ragas* son útiles en el tratamiento de diabetes:

Raga kalingara, raga hindol, raga bhairav, raga kafi, raga hansdwani, raga bihag, raga malkauns, raga ramkali, raga bahar, raga deskar, raga lalit y *raga jaijaiwanti.*

Feng shui

El *feng shui* es el antiguo arte chino de vivir en armonía con el ambiente. Utiliza el *chi* (energía) para determinar los aspectos positivos del ambiente de un hogar, oficina, edificio o fábrica.

Filosofía básica

Se basa en la teoría de que existe una energía invisible que fluye por el universo, a través de nuestro cuerpo, de los alimentos que consumimos, de nuestro hogar, del lugar donde trabajamos y del ambiente que nos rodea. En India se le conoce como *prana*, en China como *chi* y en Japón como *ki.*

De acuerdo a un mapa o "Bagua", los espacios están divididos en nueve áreas: carrera, conocimiento, salud, riqueza, fama, relaciones, hijos, viajes y buena fortuna. Si se energizan estas áreas respectivas, mejoran esas áreas o cualidades en la vida.

Norte

	Riqueza	Fama	Relaciones	
Oeste	Salud	Buena fortuna	Hijos	Este
	Conocimiento	Carrera	Viajes	

Sur

¿Cómo funciona?

Principalmente funciona a través de esquemas de color, del acomodo de muebles, de la iluminación, de plantas y objetos reflectantes como esculturas, pinturas y arte. Para que produzcan el impacto deseado deben acomodarse de manera tal que estén en armonía con las fuerzas de la naturaleza o de la energía cósmica. Por ello podemos mejorar la salud, la riqueza, las relaciones, el conocimiento, la carrera, etcétera.

Medidas de feng shui *para el tratamiento de diabetes*

El sector de la salud de la porción oeste de la casa debe organizarse de tal manera que la gente, incluyendo a la persona diabética, viva una vida larga y llena de salud. Dichas medidas son las siguientes:

- La habitación debe estar bien iluminada para permitir un aumento en la cantidad de luz, lo cual hace posible que aumente el flujo del *chi* en esta parte de la casa.
- Las plantas en macetas promueven la buena salud y deben ser una parte integral de la habitación.
- Colocar en el área de la salud fotografías de miembros de la familia y objetos que nos hayan regalado nuestros parientes y buenos amigos.
- Un acuario o fotografías de ríos, arroyos, cascadas o lagos ayudan al bienestar de los ocupantes de la casa.
- Tener campanillas de viento metálicas con varas huecas a la entrada del área este ayuda al flujo del benéfico *chi* y elimina las influencias negativas, en especial la mala salud.
- Tener una vela o un foco de color amarillo o naranja encendido durante la noche en esta habitación es muy útil.
- Pintar las paredes de la habitación de color naranja o amarillo ayuda a que los habitantes de la casa se mantengan en buen estado.

- En esta habitación no debe haber cosas amontonadas o que no se usen pues impiden el libre paso de la energía.
- Energizar aún más la atmósfera de la habitación, quemando varitas de incienso regularmente o efectuando rituales de purificación.

♦●♦

8

¿Qué depara el futuro para la diabetes?

La diabetes mellitus es una enfermedad de la era moderna y se estima que afecta a alrededor de 150 millones de personas en el mundo. En la India existen 35 millones de diabéticos y la Organización Mundial de la Salud ha declarado a este país como la capital de la diabetes. La OMS estima que, para el año 2025 el número de personas diabéticas en el mundo llegará a los 300 millones.

Se espera que, con las investigaciones sobre las causas, el diagnóstico y el tratamiento de la diabetes que están realizándose, la cantidad de diabéticos se reduzca de manera considerable en un futuro cercano.

Mejores instalaciones para el diagnóstico

Criterio revisado de diagnóstico

El nuevo criterio para el diagnóstico propuesto por la Asociación Americana de Diabetes presenta dos nuevas categorías de diabetes: la alteración de la glucosa en ayunas (IFG) y la tolerancia alterada a la glucosa (IGT). La detección de estas categorías apunta a la prevención con modificaciones en el estilo de vida y de la dieta para regresarlas a los índices normales. Algunos autores aseguran que son estados prediabéticos.

Autoanálisis del azúcar en la sangre

Existen muchos aparatos electrónicos, como el glucómetro, que permiten que el paciente pueda conocer los niveles de azúcar en su sangre. Algunos modelos tienen grandes pantallas o salidas de audio para apoyar a quienes padecen defectos en la visión. También se encuentran instrumentos menos costosos y portátiles.

Monitoreo continuo de glucosa

Algunas compañías han desarrollado un sistema de monitoreo de la glucosa que toma lecturas durante todo el día. También tienen un monitor implantable que usa un sensor en miniatura. Estos monitores son muy útiles para pacientes con terapia de insulina que necesitan verificar con regularidad sus niveles de azúcar en la sangre.

Reloj para medir la glucosa

El reloj para medir la glucosa es un aparato en forma de reloj de pulsera que indica los niveles de glucosa en la sangre cada veinte minutos durante doce horas.

Mejores modalidades de tratamiento

Plumas de insulina

Las personas diabéticas que necesitan insulina ahora pueden utilizar las plumas de insulina, que contienen insulina y son autoinyectables. No es necesario usar una jeringa para obtener la insulina del frasco. Se marca la dosis requerida y se inyecta usando un émbolo. Las personas mayores, los ciegos, artríticos o los niños pueden beneficiarse de este aparato.

Inyecciones sin dolor

Muchas compañías han creado aparatos inyectables que son menos dolorosos que las agujas tradicionales. Los inyectores despiden insulina en forma gaseosa, la cual penetra en la piel y provoca menos dolor y remedia el miedo a las agujas.

Insulina nasal

Algunas compañías han desarrollado insulina nasal que se inspira por la nariz y se absorbe en el flujo sanguíneo. No provoca dolor, se absorbe rápidamente, aunque por un corto tiempo provoca irritación nasal.

Aerosol oral

El Oralin, una forma de insulina que se rocía en el interior de la boca y se absorbe a través del recubrimiento de las paredes bucales funciona bien para controlar el nivel de azúcar en la sangre en casos de diabetes tipo 2. En diabetes tipo 1 puede usarse en combinación con inyecciones de insulina. Se absorbe más rápidamente, no tiene efectos secundarios, no causa dolor y es una alternativa efectiva a las inyecciones de insulina.

Pastillas de insulina

La insulina en pastillas no ha resultado efectiva aún puesto que las enzimas digestivas la destruyen. Los científicos siguen estudiando posibilidades para evitar que el sistema digestivo la elimine.

Inhaladores de insulina

Los investigadores de diabetes desarrollaron un aparato inhalador que libera finas partículas de insulina en aerosol a los pulmones, igual que los inhaladores para asmáticos. Estos inhaladores son muy útiles para el tratamiento de diabetes tipo 2.

Parches transdérmicos

Los parches transdérmicos de insulina se diseñaron de manera similar a los parches de nicotina que utilizan las personas para dejar de fumar. Se adhieren a la piel y se absorbe gradualmente al torrente sanguíneo. Hasta ahora, los resultados no han sido satisfactorios.

Bombas de insulina

Se han diseñado bombas de insulina que se implantan bajo la piel o en el peritoneo. Con un mecanismo sensor detectan e inyectan insulina de manera continua. En Estados Unidos y en el Reino Unido, las bombas programables en miniatura se han vuelto muy populares entre pacientes con diabetes tipo 1.

Trasplante de páncreas

Muchos científicos han intentado los trasplantes de parte o todo el páncreas de cadáveres humanos a personas diabéticas. Los trasplantes recientes implican el uso de las células de los islotes que secretan insulina. Para evitar que el cuerpo lo rechace, las células trasplantadas son rodeadas con las células del paciente o se colocan barreras que previenen el rechazo. Algunos centros en Estados Unidos han desarrollado técnicas que implican hospitalización sólo de 24 a 48 horas después de una cirugía menor.

Medicinas más recientes

- Las fórmulas de acción prolongada de medicinas usadas recientemente como glibenclamida, glipizida, glicalzida, etcétera, aumentan su absorción y permiten una actividad continua.
- Una hormona de intestino humano llamada péptido similar al glucagón-1 (GLP-1) ayuda a sincronizar la secreción de insulina con el consumo de alimentos. La solución inyectable, el inhalador y las cápsulas de liberación lenta de GLP-1 están siendo estudiados.
- Se han desarrollado ciertas medicinas que ayudan a aumentar la secreción de insulina en el páncreas, como componentes de imidazolina e inhibidores de fosfodiesterasa.
- Algunas medicinas más recientes aumentan la actividad de la insulina como el proliferador perixosomo del receptor gama activado (PPAR r), las sales de vanadio, el factor de crecimiento insulínico (IGF), el ácido lipoico, magnesio, cromo, vitaminas C y E (antioxidantes).
- Las inyecciones de pramlintida ayudan en el control de la diabetes y también reducen el peso corporal.

- Algunas medicinas ayudan a prevenir y retardar las complicaciones diabéticas como los inhibidores de la proteína quinasa C y el factor de crecimiento angiogénico.
- El costo de la insulina y de otros medicamentos han sido reducidos y se ha aumentado su eficacia y su confiabilidad.
- Se han fabricado refrigerios especiales y agentes endulzantes para diabéticos para que éstos puedan disfrutarlos sin que aumenten sus niveles de azúcar en la sangre.

Terapia génica

La terapia génica implica la introducción de un gen externo a cualquier tipo de célula en el cuerpo humano para permitirle producir insulina. Las células de los islotes se derivan del páncreas de los embriones humanos o de animales adultos.

La técnica más reciente es la transdiferenciación, en la que se inserta un gen a las células del hígado del paciente para transformarlas en células de islotes, y una vez que se transforman, el proceso no puede ser revertido. Así, una parte del hígado puede convertirse en páncreas y el resto continua desempeñando sus funciones hepáticas normales.

La terapia génica definitivamente ayudará a "curar" la diabetes en los años venideros.

♦●♦

9

Respuestas a tus preguntas

1. **¿Qué es la diabetes y qué la provoca?**
La diabetes es una enfermedad en la que el cuerpo es incapaz de metabolizar los carbohidratos de los alimentos y proporcionar glucosa a todas las partes del cuerpo. Se debe a la falta de la producción de una hormona llamada insulina en el páncreas o a la acción ineficiente de la insulina.

2. **¿Cuántas variedades de diabetes existen?**
Los dos tipos principales de diabetes son diabetes tipo 1 y tipo 2. El tipo 1 se controla sólo con inyecciones de insulina y el tipo 2 con medicinas orales.

3. **¿Se presenta en niños?**
Sí, la diabetes tipo 1 es común en niños y puede presentarse desde la infancia hasta la adolescencia.

4. **¿Hay un grupo de edad específico en el que se presente la diabetes?**
No, la diabetes puede afectar a cualquier grupo de edad.

5. **¿Es cierto que sólo se presenta en personas obesas?**
No necesariamente. La diabetes tipo 2 generalmente se presenta en personas con obesidad, pero el tipo 1 puede presentarse en personas con peso normal o bajas de peso.

6. **¿Se presenta en personas que consumen muchos dulces?**
Generalmente no, pero si la persona aumenta de peso se puede agravar la tendencia subyacente a desarrollar la enfermedad.

7. **¿Es hereditaria?**
Sí, si ambos padres padecen diabetes existe la posibilidad de que alguno de sus hijos desarrolle dicha enfermedad a lo largo de su vida.

8. **¿El estrés afecta a la diabetes?**
   Sí, el estrés físico y mental puede desencadenar la diabetes o agravarla.

9. **¿Es más común en áreas urbanas que en áreas rurales y por qué?**
   Estudios recientes han demostrado que es más común en áreas urbanas debido al estilo de vida sedentario, a las dietas ricas en calorías y al estrés.

10. **¿Nuestro estilo de vida tiene efectos sobre la enfermedad?**
    Definitivamente. Las dietas con alto contenido de calorías, la falta de ejercicio, el tabaquismo, el alcoholismo y los empleos estresantes pueden desencadenar diabetes en personas propensas y también producir un mal control de la enfermedad.

11. **¿La diabetes es una enfermedad contagiosa?**
    Nunca. La gente que vive con un diabético o que está en contacto con él no puede adquirir esta enfermedad.

12. **¿Es común durante el embarazo?**
    Sí, la diabetes puede presentarse durante el embarazo y puede producir complicaciones tanto en la madre como en el bebé.

13. ¿Algunas medicinas pueden provocar o agravar la diabetes?

Sí, ciertas medicinas como los diuréticos orales (usados para aumentar la eliminación de orina), la adrenalina, las píldoras orales, los corticosteroides, el veneno para ratas, la yuca y ciertos tipos de frijol pueden causar o agravar la diabetes.

14. ¿Hay síntomas específicos que nos prevengan sobre la enfermedad?

No hay síntomas específicos que señalen su existencia. Los siguientes síntomas en algunos individuos pueden ser considerados como una advertencia: incremento de la sed y del apetito, pérdida de peso a pesar de una buena ingesta de alimentos, inyecciones frecuentes, debilidad sin razón aparente e impotencia.

15. Para el diagnóstico de la diabetes, ¿qué prueba es más importante, la de orina o la de azúcar en la sangre?

La prueba de azúcar en la sangre es más precisa que la de azúcar en la orina. La orina contiene azúcar cuando los niveles de azúcar están muy elevados (aproximadamente 180mg%).

16. ¿Se pueden hacer pruebas de diabetes en la casa?

Sí. Algunos aparatos portátiles, como el glucómetro, pueden ayudar para medir los niveles de azúcar en la sangre en la casa.

17. ¿Qué es la prueba HbA_{Ic}?

Es una prueba de sangre que se usa para determinar el control del azúcar en la sangre en los últimos tres meses. Es muy útil en diabetes tipo 1, donde hay fluctuaciones muy pronunciadas de los niveles de azúcar en la sangre.

18. ¿Qué órganos son afectados si la diabetes está presente durante mucho tiempo?

Si se extiende durante mucho tiempo puede afectar al corazón, los riñones, los ojos, los nervios y los pies.

19. ¿Los diabéticos pueden presentar bajos niveles de azúcar en la sangre?

Sí, aquellos que toman medicinas o inyecciones sin los alimentos adecuados o en dosis inadecuadas, con alcohol o después de hacer ejercicio excesivo, pueden presentar un descenso en los niveles de azúcar en la sangre (hipoglucemia).

20. ¿Qué es la cetoacidosis?

La cetoacidosis es la situación crítica más grave que puede ocurrir debido a una diabetes sin tratamiento o no controlada.

21. ¿Cuál es el papel de la dieta en el control de la diabetes?

En la diabetes tipo 2, la ingesta de calorías debe reducirse para reducir el peso. Es más, la pérdida de carbohidratos y grasas desempeña un papel positivo en el control de la diabetes, excepto en individuos desnutridos.

22. ¿El ejercicio regular puede ayudar en el control de la diabetes?

Sí. El ejercicio regular ayuda a controlar la diabetes por medio de la reducción del peso, el aumento de la eficiencia de la insulina y el control de la presión arterial y las funciones renales.

23. ¿Una persona diabética puede aumentar la dosis de sus medicinas o inyecciones cuando consume más alimentos de los que le está permitido?

No sin la autorización de su doctor, puesto que puede afectar el control de la enfermedad.

24. ¿Las personas diabéticas pueden ayunar?

Las personas obesas que padecen diabetes tipo 2 pueden beneficiarse del ayuno, pero los diabéticos tipo 1, que tienen bajo peso y toman grandes dosis de insulina, deben evitarlo o reducir la dosis de insulina.

25. ¿Una persona diabética puede tomar medicinas para bajar de peso?

De preferencia no puesto que la mayoría de las medicinas son supresoras del apetito y estimulan al sistema nervioso y tienen un efecto mínimo sobre el control del peso. No se conocen los efectos a largo plazo de las medicinas herbales, por lo tanto deben evitarse.

26. ¿Es cierto que, una vez que se comienza un tratamiento de toma insulina, tiene que tomarse toda la vida y que las medicinas orales no funcionarán?

Es cierto a medias. Los pacientes de diabetes tipo 1 no tienen insulina endógena y dependen de la insulina durante toda su vida. Quienes padecen diabetes tipo 2, la controlan con medicinas orales. Quizá requieran insulina durante infecciones, cirugía, estrés o cuando la diabetes no es controlada de manera adecuada. Por lo general se interrumpe la insulina una vez que la diabetes está controlada y el paciente continúa el tratamiento con medicinas orales.

27. ¿Qué sucede si se administra una sobredosis de insulina por accidente y cómo puede controlarse?

Por lo general provoca hipoglucemia o síntomas de bajos niveles de azúcar en la sangre, como dolores por hambre, sudor, sensación de debilidad, insensibilidad en los labios y dedos, palpitaciones, dolor de cabeza, mareo o confusión. Se puede administrar un cubito de azúcar o de 10 a 20g de glucosa en polvo y es necesario llamar al doctor.

28. ¿Por qué son más comunes los calambres en las piernas en las personas diabéticas?

Los calambres en las piernas se deben a daños en los nervios y es algo común en los diabéticos, especialmente en los que padecen diabetes tipo 2.

29. ¿La diabetes es curable?

La diabetes no puede curarse, pero sí puede controlarse por medio de la dieta, el ejercicio regular y del tratamiento con medicinas o inyecciones de insulina.

30. Si el paciente olvida tomar insulina en la mañana, ¿puede tomar una dosis doble en la tarde?
No, podría provocar hipoglucemia.

31. ¿Es cierto que los infartos no les duelen a los diabéticos?
Sí. La mayoría de los infartos son indoloros o silenciosos. Pueden diagnosticarse con un electrocardiograma. Los síntomas de advertencia son por falta de aliento y sensación de ahogo.

32. ¿Se puede saber si la diabetes ha afectado a los riñones y cómo?
Sí. Podemos saberlo por la presencia de una proteína en la orina llamada albumina. En enfermedades renales avanzadas aumentan los niveles de urea y creatinina en la sangre.

33. ¿La actividad sexual puede afectarse en las personas con diabetes?
Sí. La diabetes no controlada puede ocasionar impotencia. Existe el impulso, pero por lo general es difícil de llevar a cabo. Este problema se presenta en casos de diabetes no controlada por mucho tiempo.

34. ¿Una persona diabética puede ser operada sin riesgo?

Sí, en tales casos se usa insulina para controlar los niveles de azúcar antes, durante y después de la cirugía.

35. ¿La diabetes afecta a la menstruación y a la menopausia?

Las jóvenes diabéticas comienzan su periodo un poco más tarde de lo normal y sus ciclos son irregulares. La menopausia no es fácil de diagnosticar debido a que los episodios de baja azúcar en la sangre son parecidos a los bochornos.

36. ¿Las personas diabéticas pueden trabajar en lo que sea?

Quienes padecen diabetes tipo 1 que reciben tratamiento con insulina y frecuentemente presentan niveles bajos de azúcar en la sangre o cetosis no deben realizar los siguientes empleos:

Trabajos con horas o turnos irregulares, paseos frecuentes, ya sea a pie o en coche, trabajos manuales pesados, trabajos en lugares altos, trabajos con o cerca de máquinas pesadas en movimiento o de alto voltaje, trabajos solos, en especial por las noches; en las fuerzas armadas, en la policía o en el departamento de bomberos. Los trabajos de riesgo como clavadistas, mineros, pilotos de aeronaves, montañistas, etcétera también deben evitarse.

37. ¿Los diabéticos pueden viajar grandes distancias?

Sí, aunque deben tomar ciertas precauciones en cuanto a la alimentación y a las medicinas, en especial los diabéticos tipo 1. Si el paciente va a manejar, quizá necesite más calorías de lo normal, así como al caminar grandes distancias o escalar montañas.

38. ¿La ingesta de alcohol afecta a las personas diabéticas?

Sí y en especial con el estómago vacío. El alcohol puede producir hipoglucemia por sí solo y al reaccionar con los medicamentos para la diabetes. Debido a que los síntomas de la hipoglucemia y de la ingesta excesiva de alcohol son similares, los primeros pueden pasar inadvertidos y resultar mortales algunas veces.

39. ¿Todos los diabéticos pueden hacer deporte o ejercicio?

Sí, pero deben ajustar las dosis de sus medicamentos y su alimentación para evitar episodios de hipoglucemia, que es muy común.

40. ¿Todas las medicinas pueden usarse junto con medicamentos antidiabéticos o insulina?
No. Ciertas medicinas, en especial las que se usan para hipertensión, jarabes para la tos, diuréticos, esteroides, hormonas, analgésicos, etcétera deben usarse con precaución puesto que pueden aumentar o disminuir los niveles de azúcar en la sangre.

41. ¿Las mujeres diabéticas pueden dar pecho a su bebé recién nacido?
No, muchas de las medicinas orales usadas para el control de la diabetes entran a la leche materna y pueden afectar al bebé. En la mayoría de los casos, la insulina es la mejor forma de tratamiento.

42. ¿Los diabéticos son más propensos a las infecciones que las personas no diabéticas?
Sí, en gran medida, puesto que su sistema inmunológico es débil y los altos niveles de azúcar en la sangre promueven el crecimiento de bacterias, virus y otros microorganismos. Por esta razón también requieren un tratamiento más prolongado con antibióticos y otras medicinas.

43. ¿Es verdad que las personas diabéticas son propensas a que les amputen los pies o las piernas?

Sí. Debido a la circulación sanguínea defectuosa y al abastecimiento de los nervios, los vasos sanguíneos de las piernas y los pies suelen tener cambios degenerativos y, eventualmente, gangrena. Esto puede traducirse en amputación de la pierna o del pie para salvar el resto del miembro.

44. ¿La diabetes afecta a los ojos?

Sí. En la diabetes crónica, los ojos son afectados y dan lugar a cataratas, glaucoma, miopía e incluso ceguera debido a que la retina también es afectada.

45. ¿Fumar en exceso afecta el control de la diabetes?

Sí. Los cigarros de nicotina aumentan los requerimientos de insulina y aumentan las complicaciones de los vasos sanguíneos, lo cual afecta al corazón, los riñones, los ojos y los pies.

46. ¿Hay cambios recientes en los niveles de azúcar en la sangre que sugieren diabetes?

Sí. La Asociación Americana de Diabetes recomendó que los niveles de azúcar en la sangre en ayunas de más de 126mg% y postprandial (después de dos horas) de más de 200mg% son indicadores de diabetes. Los valores en ayuno de 110-125%mg y postprandial de 140-199mg% sugieren una etapa intermedia de la enfermedad.

47. ¿Con qué frecuencia deben hacerse pruebas de azúcar en la sangre?

Los pacientes que padecen diabetes tipo 1 deben hacerlas todos los días mientras que los que padecen diabetes tipo 2 deben hacerlas una vez por semana hasta que se alcancen los niveles normales.

48. ¿Cuál es el papel de los endulzantes en la diabetes?

Los endulzantes como el aspartame contienen sacarosa, la cual puede ser usada sin riesgo en casos de diabetes para aumentar el sabor de la comida sin aumentar la ingesta de calorías.

49. ¿El yoga y las terapias alternativas ayudan a controlar la diabetes?

Sí. Estudios recientes han demostrado que el yoga y las terapias alternativas pueden controlar la diabetes e incluso reducir las dosis de insulina y medicinas orales. Se desconoce su valor curativo.

50. ¿Cuál es la magnitud de la incidencia de diabetes en India?

La India es llamada la capital mundial de la diabetes. De 150 millones de diabéticos en el mundo, se estima que en India existen 35 millones al momento presente.

♦●♦

10

Papel de las medicinas ayurvédicas *más comunes*

Debido al rápido incremento en la incidencia y las complicaciones de los casos de diabetes mellitus, muchas compañías farmacéuticas han comenzado a buscar la respuesta en la flora. Esto se ha traducido en un *boom* de fabricación de varias preparaciones *ayurvédicas* (herbo-minerales) en el mercado. Las compañías farmacéuticas están a punto de encontrar una mina de oro en los mercados mundiales al asegurar que estas medicinas son curativas, que no tienen efectos secundarios y que dan alivio permanente para la diabetes.

A continuación se presenta un análisis crítico de las medicinas *ayurvédicas*. La tabla muestra la importancia de las medicinas herbo-minerales que comienzan a salir al mercado y sus ingredientes más importantes.

Nombre de la medicina	Compañía farmacéutica	Ingredientes importantes
Diabecon	Himalaya Drug Co.	Meshashringi, pitasara, saptarangi, jambu, guduchi, shilajit,guggulu, punarnava, kairata, bhumyamalaki
Hyponidd	Charaka Pharmaceuticals	Jambu, gudmar, pitasara, shilajit, haridra, kairata, trivanga bhasma, guduchi
Glucomap	Maharishi Ayurvedics	Jambu, nimba, arjuna, shilajit, nagajihwa, bhumyamalaki, bilva, salasaradigana, karavellaka
X-Diaba	Surya Herbal	Gudmar, kareña beeja, semilla de jamun, neem, methi, shilajit, kasani, basanta kusumakara rasa, trivanga bhasma, vijaysara, giloy
Madhumehari	Baidyanath	Gudmar, haridra, amalaki, kairata, udumbura phala, semillas de methi, bijaka, semillas de jamun, khadira, amlitha, nimba, bilva
Amree Plus	Aimil Pharmaceuticals	Gudmar, karela, vijaysara, bilva, jamun, tejpatra, shilajit, methi, kalmegh, chandra, prabha vati, neem, giloe, swaran makshik bhasam, sadabahar, bhringraj, punarnava, bimbi, aloe vera, (kumari/ kunwar patha), sharpunkha

Gludibit	Lupin Herbals	Madhunashini, vijaysara, mamumajjak, nimba, saptachakra
Cogent-db+	Cybele Herbal Laboratories Pvt. Ltd.	Neem, methi, haridra, trifla, jamun, gokshura
Glucorid-kp	Dabur Ayurvedic Specialities	Polvo de karela seca y congelada, gudmar
Jambrulin	Unjha Pharma Pvt. Ltd. Works Ltd	Semillas de jamun, mammajjak, bilva, trivanga bhasma, gudmar, neem, shilajit
Tribangshila	Zandu Pharmaceuticals	Trivanga bhasma, neem, gudmar, mammajjak, jamun, bitumen

Un análisis crítico de las medicinas que pueden encontrarse en el mercado indica que la mayoría de ellas tienen ingredientes que sirven para los siguientes propósitos:

- Estimular la secreción de la insulina del páncreas, la cual es el principal problema de la diabetes.
- Mejorar el metabolismo de los carbohidratos y así reducir los niveles de glucosa en la sangre (azúcar).
- Aumentar el metabolismo de las grasas para reducir el nivel de colesterol, lípidos y triglicéridos que también ayudan a prevenir las complicaciones del corazón, del cerebro y la cetosis.

- Alivio sintomático de síntomas como sed extrema, micción, cansancio, etcétera.
- Algunos ingredientes previenen complicaciones en los riñones (albuminuria), ojos (retinopatías), infecciones de la piel y del sistema genitourinario.
- Algunos ingredientes *ayurvédicos* reducen el exceso de peso corporal, que es la causa base de la diabetes tipo 2.
- Algunos medicamentos tienen la capacidad de mejorar el sistema inmunológico del cuerpo, el cual es muy importante para combatir las diferentes infecciones y las complicaciones de la diabetes.
- Algunas fórmulas mejoran la respuesta terapéutica a las medicinas alópatas convencionales, reducen la dependencia de ellas e incluso reducen sus efectos secundarios.

Mecanismo de acción de los ingredientes comunes.

1. *Gudmar* (*gurmar*), también se conoce como *meshashringi* o *madhunashini*. Es una planta enredadera cuyas hojas tienen un valor medicinal, contienen ácido gimnémico, que aumenta la secreción de insulina en el páncreas y aumenta el uso de la glucosa por parte de los tejidos. También es capaz de reparar y regene-

rar las células beta del páncreas dañadas, que producen insulina.

2. *Vijayasar*, o *pitasara* o *bijaka*, es un árbol caducifolio cuya corteza tiene valor medicinal. La corteza contiene ciertos componentes que tienen propiedades similares a las de la insulina. Disminuye los niveles de azúcar en la sangre al aumentar el uso de la glucosa por parte de los tejidos y reducir la absorción de glucosa por parte de los intestinos. También puede aumentar los niveles de insulina en el páncreas y regenerar las células beta.

3. *Jambu* o *jamun*, es un árbol de hoja perenne cuyas semillas contienen jamboline, que es útil en pacientes con diabetes. El jamboline previene la conversión del almidón en azúcar, también disminuye la cantidad de azúcar en la orina y reduce la sed.

4. *Karavella* o *sushavi*, también conocidas como *karela*, es una enredadera que se cultiva como verdura. La fruta contiene ciertos componentes similares a la insulina que reducen los niveles de glucosa, ayudan a estimular la liberación de insulina del páncreas. También disminuye los niveles altos de colesterol y previene la cetosis.

5. *Shilajito* brea mineral, se sabe que alivia la sed, la orina excesiva, el agotamiento y ayuda a la asimilación del azúcar. Actúa como biocatalizador, aumenta la demanda periférica de glucosa y tiene una acción anabólica. Previene el deterioro de las células pancreáticas al restringir la carga de glucosa y promover una actividad de insulina sin restricciones. Es útil en la albuminuria (desorden renal).

6. *Guduchi*, se sabe que reduce significativamente los niveles de azúcar en la sangre. También promueve la absorción de glucosa inducida por insulina por parte de los tejidos. Aumenta la inmunidad del cuerpo y la sensación de bienestar.

7. *Punarnava*, es una hierba que crece en abundancia, cuyas raíces contienen el alcaloide punarnavina. Este alcaloide tiene la propiedad de proteger al corazón al reducir los niveles de lípidos (grasas) en la sangre y así previene infartos y apoplejías. Aumenta la orina y protege a los riñones de las enfermedades.

8. *Guggulu*, es la gomorresina que exuda de la corteza de un pequeño arbusto que se encuentra en áreas secas y rocosas. Tiene la capacidad de reducir el colesterol y otras grasas en

la sangre y así previene las complicaciones cardiacas de la diabetes. También ayuda a disminuir el peso corporal en personas obesas, lo cual es esencial para personas que padecen diabetes tipo 2.

9. *Trifla*, contiene harad, baheda y amla, que tienen propiedades rejuvenecedoras y anti-envejecimiento. Ayuda a mantener las funciones normales de los vasos sanguíneos, nervios y ojos (retina) y previene las complicaciones diabéticas en dichos tejidos.

10. Hojas de *neem*, tienen propiedades antisépticas y son útiles para sanar el pie diabético y la gangrena, actúa como purificador de la sangre y protege los vasos sanguíneos contra las enfermedades.

11. *Haridra* (*haldi*), se conoce por sus propiedades antisépticas desde tiempos inmemoriales. Es un poderoso purificador de la sangre, ayuda a sanar heridas crónicas, incluyendo gangrena o pie diabético.

12. *Gokshura*, es una planta medicinal que se usa en problemas del sistema urinario. Previene el daño a los riñones, mejora su función y previene la impotencia, la cual es muy común en la diabetes.

13. *Saptarangi* o *Saptachakra*, es otra planta medicinal cuya corteza contiene ciertos componentes que promueven la absorción de la glucosa inducida por la insulina por parte de los tejidos y reduce los niveles de azúcar en la sangre.

14. Las hojas de *bhumyamalaki* tienen la capacidad de reducir el azúcar en la sangre de manera muy efectiva.

15. *Abhraka bhasma*, se prepara a partir de la biotita y se procesa con jugos y extractos de varias plantas que lo hacen un regenerador celular muy poderoso. Es muy útil para controlar la diabetes y las infecciones urinarias.

16. *Pravala bhasma*, contiene calcio, magnesio, hierro y sus compuestos que ayudan en el tratamiento de carbúnculos y otras infecciones de la piel asociadas a la diabetes.

17. *Vanga bhasma*, se prepara a partir del estaño y es muy efectivo en el tratamiento de infecciones del sistema genitourinario.

18. Otros ingredientes herbales importantes son extractos de semillas de *methi*, hojas de *tulsi*, *tej patta*, *kumari* (*kanwar patha*), *kutaki*, *lakmegh*, *gular*, *mammajjak* (*nagjivha* o *nahhi*), *yastimadhu*, *bhringraj*, *shatavari*, *mundatika*,

karpasi, bilva, rohitaka, maricha, vishnupriya, atibala, kairatikta, jungli palak, bimbi, sadabahar, vidangi loham, swaran makshik bhasma, yashad bhasma.

Podemos concluir que las compañías farmacéuticas *ayurvédicas* utilizan diferentes ingredientes en sus productos y cada uno tiene la propiedad de reducir los niveles de azúcar en la sangre. No obstante, hasta la fecha no existe un producto que tenga propiedades curativas. Estas medicinas pueden usarse como terapia de apoyo junto con otras medicinas alópatas. Pueden tener un efecto adicional junto con las medicinas convencionales, y en algunos casos, pueden reducir las dosis y los efectos adversos de las medicinas alópatas.

♦●♦

TÍTULOS DE ESTA COLECCIÓN

- 31 mantras para desarrollar la personalidad
- Alimentos que están matándote
- Cómo controlar la ira
- Cómo cuidar tu corazón
- Cómo mantenerse siempre feliz
- Controla tu mente y dile adiós al estrés
- ¿Cuál es tu CI emocional?
- De la desesperación a la alegría
- Descubre tus talentos ocultos
- Diabetes. Su control
- El éxito a través delpensamiento positivo
- El libro de la etiqueta y los buenos modales
- El poder curativo de los mudras
- Elimina tu estrés
- Libérate del dolor de espalda y cervicales
- Libertad de pensamiento
- Memoria viva
- Por favor mamá, ¡es mi vida!
- Ser un ganador
- Vida después de la muerte

Impreso en Offset Libra

Francisco I. Madero 31

San Miguel Iztacalco,

México, D.F.